Veröffentlichungen aus der
Forschungsstelle für Theoretische Pathologie
(Professor Dr. med. Dr. phil. Dr. h. c. H. Schipperges)
der Heidelberger Akademie der Wissenschaften

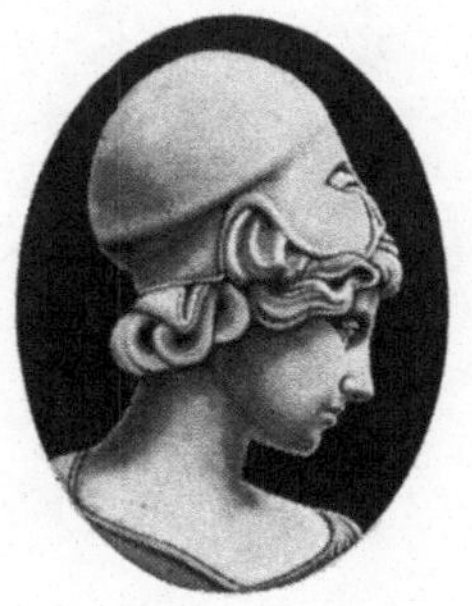

W.-W. Höpker

Mißbildungen

Interrelationen, Assoziationen
und diagnostische Validität

Unter Mitarbeit von H.-U. Burkhardt

Mit 50 Abbildungen und 30 Tabellen

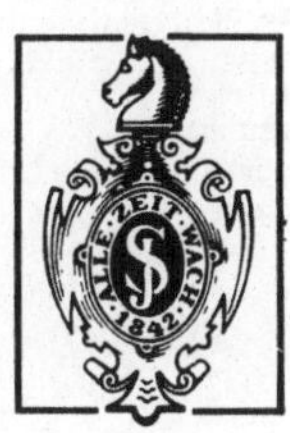

Springer-Verlag
Berlin Heidelberg New York Tokyo
1984

Professor Dr. med. W.-W. Höpker
Pathologisches Institut der
Universität Heidelberg
Im Neuenheimer Feld 220/221
D-6900 Heidelberg 1

ISBN-13:978-3-642-69947-4   e-ISBN-13:978-3-642-69946-7
DOI: 10.1007/978-3-642-69946-7

CIP-Kurztitelaufnahme der Deutschen Bibliothek.
Höpker, Wilhelm-Wolfgang: Missbildungen : Interrelationen, Assoziationen u. diagnost. Validität / W.-W. Höpker. Unter Mitarb. von H.-U. Burkhardt. – Berlin ; Heidelberg ; New York ; Tokyo : Springer, 1984. (Veröffentlichungen aus der Forschungsstelle für Theoretische Pathologie der Heidelberger Akademie der Wissenschaften)
ISBN-13:978-3-642-69947-4

Für Doris

Vorwort

Etwa ⅔ aller Mißbildungen sind ätiologisch bzw. pathogenetisch nicht geklärt, ein noch größerer Prozentsatz wird erst autoptisch verifiziert: Unser gegenwärtiger Wissensstand über die Häufigkeit und Interaktionen von Mißbildungen ist unzureichend. Die Katastrophen von Hiroshima und Nagasaki, die Thalidomid- und Seveso-Katastrophe und zahlreiche kleinere „Unfälle" haben es nicht vermocht, unsere Aufmerksamkeit konsequent und vor allem kontinuierlich auf dieses Problem zu lenken. Dies ist angesichts der globalen Bedeutung nicht zuletzt für die Zukunft unserer Species recht erstaunlich.

Das seit 1841 lückenlos dokumentierte Obduktionsgut des Pathologischen Institutes der Universität Heidelberg ist die umfangreichste auswertbare Sammlung von Sektionsfällen überhaupt und bietet sich für ein Spektrum von wissenschaftlichen Auswertungsfragen an, die uns auf anderen Wegen mit den heute zur Verfügung stehenden Mitteln verschlossen bleiben. Aussagekraft und Verallgemeinerungsfähigkeit der Ergebnisse sind trotz aller Mängel und erhebungsbedingten Unzulänglichkeiten erstaunlich groß, setzt man diese in Parenthese zu tierexperimentellen Ergebnissen. Nur korrekte Fragen ermöglichen korrekte Antworten, so schwierig die Spanne zwischen Frage und Antwort auch sein mag. Sie wird durch unser methodisches (hier: statistisches) Spektrum bestimmt; sie kann nur tastend überbrückt werden.

So ist eine Vielzahl aktueller medizinischer Probleme nur über die Obduktion und deren statistische Zusammenstellung zu klären: die Validität neuer bildgebender Untersuchungsverfahren, das Spektrum der Nebenwirkungen von Chemotherapeutika, charakteristische Muster von Nebenerkrankungen bei Krebsleiden — um nur einige zu nennen. Hier sind es die Mißbildungen. Ein kurzer Abriß gibt Einblicke in Ätiologie, Pathogenese und Häufigkeitsverhalten. Die eigenen korrelationsstatistischen Untersuchungen gehen von der Validität der klinischen Diagnostik aus — zu Recht, wie die Ergebnisse belegen. Die Untersuchungen zur Interaktion von Mißbildungen machen den größeren Teil der Zusammenstellung aus.

Der große Vorzug einer umfangreicheren Zusammenstellung von Sektionsfällen liegt in der gleichmäßig guten Befunderhebung. Diese ist an die seit Generationen konstante Sektionstechnik gebunden. Selbstverständlich ist sie nicht für alle Untersucher (und sicherlich nicht für einen größeren Zeitraum) gleich gut. Formal läßt sich jedoch zeigen, daß diagnostische Fehlklassifikationen (auch gegenüber dem Null-Befund) tatsächlich vorhandene Unterschiede zwischen Verstorbenen mit einer bestimmten Krankheit gegenüber den Kontrollfällen verringern, nicht aber verstärken bzw. (fälschlicherweise) vortäuschen. Dies gilt auch für die hier vorgelegte Untersuchung, in der ein solcher Klassifikationsfehler angenommen werden muß, ohne daß er quantifiziert werden kann. Man darf davon ausgehen, daß die errechneten Differenzen nicht größer als die tatsächlichen Unterschiede sind.

Das größere über Jahre sich hinziehende Arbeitsprogramm stand unter dem Titel „Anomaliekomplex und Zufallssyndromie" — Titel einer Mitteilung von Hans GÜNTHER/Leipzig 1949. Das damals von Hans GÜNTHER benutzte und explizit erläuterte Begriffssystem hat zwischenzeitlich durch die Anwendung standardisierter statistischer Methoden nicht nur eine Differenzierung, sondern auch eine sehr weitgehende Änderung seines Bedeutungsinhaltes erfahren. Der Titel der Untersuchung trägt diesem Wandel Rechnung.

Der Kommission „Theoretische Pathologie" der mathematisch-naturwissenschaftlichen Klasse der HEIDELBERGER AKADEMIE DER WISSENSCHAFTEN schulde ich Dank in mehrfacher Hinsicht: dem Vorsitzenden der Kommission, Prof. Dr. Dr. h. c. mult. W. DOERR, für die Unterstützung während der langjährigen Bearbeitung des Problemenbereiches; dem Vorsitzenden des Arbeitskreises „Modelle", Prof. Dr. Dr. h. c. H. SCHAEFER insbesondere, die Mitglieder des Arbeitskreises eingeschlossen, verdanke ich vielfältige Anregungen resultierend aus stetigen Kontakten gemeinsamer Arbeit. Der nachdrückliche und wiederholte Hinweis auf die Notwendigkeit derartiger Untersuchungen kam aus diesem Kreis. Prof. Dr. N. VICTOR (Abteilung für Medizinische Dokumentation und Statistik) und Prof. Dr. F. VOGEL (Abteilung Allgemeine Humangenetik) danke ich für Durchsicht und Anbringung von Korrekturen.

Heidelberg, im März 1984   W.-W. HÖPKER

Inhaltsverzeichnis

I. Prolog

In seiner „General and Natural History of the Indias" (KING und MEEHAN (1974; JIMENEZ 1978) berichtet Fernandez DE OVIEDO von einer Autopsie in Santo Domingo (auf der Insel Hispaniola). Die Sektion wurde am 10. Juli 1533 vorgenommen und galt einem siamesischen Zwilling, welcher etwa vom Nabel bis in die Höhe der Mamillen zusammengewachsen war. Der Vorspann des Berichtes geht auf eine Mitteilung des Bischofs von Florenz (aus dem Jahre 1314) ein, in welcher von einem zweiköpfigen Monster berichtet wurde, das 20 Tage überlebt hatte. DE OVIEDO setzt sich in seinen Ausführungen mit der Frage auseinander, ob Monster dieser Art zwei Seelen oder nur eine Seele besitzen.

War es Zufall, daß die erste Obduktion in der Neuzeit mit wissenschaftlicher Fragestellung einem mißgebildeten Kinde galt?

II. Begriffliche Abgrenzung

Die begriffliche Festlegung des Terminus Mißbildung (Kyematopathie) ist schwierig (COTTIER 1980). Gemeint sind Abweichungen von der Norm, die zum Zeitpunkt der Geburt (hier: auch danach) festgestellt werden. *„Birth defects"* beinhalten auch *„Inborn errors of metabolism"*, letztere sind in dem hier verwendeten Begriff der Mißbildung nicht enthalten.

Diese kurze einleitende Bemerkung verweist auf grundsätzliche Problembereiche:

1. *Art und Zeitpunkt der Untersuchung:*
   Welche Anforderungen werden mit der „Nachweisbarkeit" (zum Zeitpunkt der Geburt oder danach) an die Untersuchungsmethodik gestellt?
2. *Biologische Variabilität:*
   Die phänotypische Variabilität beim Menschen ist groß. Wo sind die Grenzen zu ziehen, jenseits derer von Mißbildungen, diesseitig aber von „Normvarianten" gesprochen werden muß?

Art und Zeitpunkt der Untersuchung haben einen entscheidenden Einfluß auf die Häufigkeitsziffern in zusammenstellenden Statistiken. Eine ganze Reihe von Außenbedingungen bestimmt diesen Unsicherheitsbereich:

1. *Kinder/Erwachsene*
   Kinder machen zweifellos den weitaus größten Teil der Träger von Mißbildungen aus, ein Teil der Mißbildungen wird unmittelbar bei der Geburt oder kurz darauf festgestellt. Doch können Mißbildungen auch sehr viel später im Laufe des Lebens manifest werden. Die Definition von Mißbildungen darf nicht auf eine bestimmte Altersgruppe beschränkt bleiben.
2. *Tragzeit*
   Werden nur Kinder am Ende der Tragzeit gezählt, so bleiben Früh- und Spätgeborene, nicht jedoch Totgeborene, unberücksichtigt. Gerade Früh- und Totgeborene haben eine hohe Mißbildungsrate.
3. *Reife*
   Bei Festlegung der Reifezeichen als Kriterium sind übertragene Kinder eingeschlossen, entwicklungsbedingte Reifungsverzögerungen (small for date children) bleiben unberücksichtigt. Ursachen hierfür sind meist Fruchthalter- bzw. Plazentationsstörungen, die Mißbildungsrate dieser Schwangerschaften ist überdurchschnittlich hoch.
4. *Körpergewicht bzw. Körperlänge*
   Die jetzt eingeführte gesetzliche Regelung hebt auf das Körpergewicht (mehr als 1 000 g) ab (Verpflichtung zur Ausstellung einer Sterbebescheinigung und damit standesamtliche Meldung). Eingeschlossen ist eine Vielzahl

(aus mütterlichen oder kindlichen Gründen) nicht lebensfähiger Früchte (einschließlich Totgeburten). Chromosomenanomalien und Mißbildungen sind gegenüber der Gruppe unter 1. und 2. überrepräsentiert.

5. *Lebenszeichen*
Erfolgt die Einbeziehung in die Erhebung, wenn Lebenszeichen beobachtet wurden, so werden frühe Früchte (bis weit in den II. Trimenon) und Totgeburten nicht berücksichtigt. Auch hier ist eine besonders hohe Mißbildungsrate bekannt.

6. *Abort*
Die Ausstoßung der Frucht bis zum Ende des 7. Schwangerschaftsmonats (innerhalb der ersten 28 Wochen) bei einer Körpergesamtlänge unter 35 cm wird als Abort bezeichnet. Die Verpflichtung zur Ausstellung der Sterbebescheinigung ist von dem zusätzlichen Kriterium eines Körpergewichtes von mehr als 1 000 g abhängig. Werden Aborte nicht miteinbezogen, bleiben ein wesentlicher Teil der Chromosomenanomalien und letale Mißbildungsassoziationen unberücksichtigt.

7. *Zeitspanne*
Entscheidend sind zudem Beobachtungszeit und damit Lebensalter des Kindes (innerhalb der ersten 24 Stunden, der ersten Woche, des ersten Monats, des 1., 2. oder 3. Lebensjahres bzw. später). In der Studie von KOLLER (1983) wurden bei der Geburt und im ersten Vierteljahr 86 Kinder mit schweren Mißbildungen, bis zum 3. Lebensjahr zusätzlich 36 (!) diagnostiziert. — Es ist bekannt, daß die gesetzliche Verpflichtung zur Meldung von Mißbildungen Neugeborener sich auf die ersten Stunden nach der Geburt beschränkt.

8. *Aufmerksamkeit/Zielsetzung*
Äußerlich und leicht erkennbare Mißbildungen insbesondere mit Ausfällen vitaler Funktionen sind natürlicherweise überrepräsentiert gegenüber inneren Mißbildungen mit einer nur geringen Symptomatik.

9. *Methodik*
Klinische Untersuchungen stehen in ihrer Validität gegenüber Autopsiebefunden weit zurück.

Die Festlegung der *Zähleinheit* in statistischen Zusammenstellungen ist ein weiterer Problembereich. Potentiell sind Vater, Mutter, Schwangerschaft und Frucht mögliche Bezugsgröße (letztere bis auf die seltene Situation der Phagusbildung am eindeutigsten angebbar).

Abgesehen von der *Kalenderzeit* (KORPORAL und ZINK 1978) ist vom wissenschaftlichen Standpunkt gesehen die Frucht als Bezugsgröße nur für die Zeitspanne der (sensiblen) intrauterinen Entwicklung interessant, wenn es darum geht, äußere Einflüsse aufzuzeigen. Die schwierige Frage der Wirksamkeit und Interaktion äußerer und genetisch-fixierter (nicht exogener?) Einflüsse zielt auf die Mutter bzw. den Vater als Ordnungseinheit. — Wichtige Hinweise (auch für die Pathogenese der Mißbildungen) stammen aus der Zwillingsforschung — Zähleinheit ist hier die Schwangerschaft.

Handelt es sich mehr um definitorische oder methodische Probleme, so wird mit der Grenzziehung zwischen Mißbildung (und damit pathologischer) und normaler (und damit physiologischer) Variabilität unter anderem die genetische Anlagefixierung einerseits und die schwankende Expressivität des Phänotypes andererseits angesprochen (GOERTTLER 1957). Das Problem mündet in die Frage „*Was ist eigentlich normal?*" (GROSS und WICHMANN 1979). Das Bestreben muß sein, den breiten Überschneidungsbereich (Grauzone) zwischen zweifelsfreien („anerkannten") Mißbildungen und Formvarianten einzugrenzen.

Eine generelle und grundsätzliche Lösung des Problems scheint nicht möglich (HÖPKER 1977; LENZ 1980). Die Vorgehensweise wird operational sein müssen und damit auf

– den Konsensus der Beteiligten,
– die Wiederholbarkeit der Untersuchung
– und die intersubjektive Gültigkeit

abzielen. Für die Hüftgelenkluxation hat KOLLER (1983) eine solche Vorgehensweise gewählt.

In praxi bedeutet dies, daß für *jeden morphologisch determinierbaren Variationsbereich eine operationale Lösung mit einem entsprechenden begrifflichen Handwerkszeug anzustreben ist.* Eine solche Lösung können wir in dieser Untersuchung nicht anbieten, wir sind angesichts des gegenwärtigen Wissensstandes davon weit entfernt. Vielmehr wird versucht, durch Beschränkung auf schwere mißbildungswertige morphologisch faßbare Veränderungen möglichst weit außerhalb der „normalen" Variabilität zu bleiben. Hier sind einige Punkte zu beachten:

1. *Morphogenetisch und pathogenetisch* ist ein solches Vorgehen zunächst *nicht gerechtfertigt:*
   Zwischen einem möglichen Einflußfaktor und Entwicklungsstörung besteht (aus statistischer Sicht) sicher keine einfache quantitative Beziehung. Schwerwiegende Schädigungen mit relativ später klinischer Symptomatik (beispielsweise erst im Erwachsenenalter) bei geringer oder fehlender morphologisch nachweisbarer Formstörung werden nicht erkannt (diese Aussage steht zu BARR et al. 1979 nicht in Widerspruch).
2. *Die Bedeutung einer Mißbildung für den Träger* (im Sinne des Ausmaßes der Lebensverkürzung) ist ebenfalls ein unzureichendes Kriterium; die Kopplung zwischen genetisch fixierter Variabilität, äußeren Faktoren und Phänotyp ist komplex. Prinzipielle Grenzen der Interpretation sind dadurch gegeben, daß eine Reihe von Mißbildungen bereits intrauterin Letalfaktoren darstellen und als Frühaborte ausgestoßen werden. Man muß annehmen, daß sich die Mehrzahl von Mißbildungsassoziationen auf diese Weise der Erfassung entzieht.
3. *Die Erfassung sämtlicher Aborte* (einschließlich sogenannter Regelverschiebungen) bleibt angesichts der Polarität zwischen genetischer Anlage und äußerer Selektion eine Idealforderung, jedoch als solche grundsätzlich bestehen. Es besteht kein Zweifel, daß Selektion und Elimination bereits intrauterin wirksam sind.

KOLLER (1983) unterscheidet Mißbildungen nach dem Schwere- und Bedeutungsgrad, wobei eine widersprüchliche Terminologie verwendet wird (SMITH 1979):

1. Schwere Mißbildungen;
2. deutliche Auffälligkeiten (leichte Mißbildungen);
3. geringe Auffälligkeiten (Anomalien im engeren Sinne).

Schwere Mißbildungen werden zu Gruppen zusammengefaßt, sie kongruieren mit der Anordnung von WEATHERALL und HASKEY (1976) und sind im wesentlichen identisch mit den in dieser Studie angegebenen Organsystemen. Unterschiede betreffen Mißbildungen innerer Organe — sie sind bei Anlehnung an die International Classification of Diseases (8. Revision; ICD-8; 1968) unterrepräsentiert.

Einige Hinweise aus der Literatur mögen die Ausführungen beleuchten. THALHAMMER (1952) setzt sich mit dem Mißbildungsbegriff SCHWALBES (1909) auseinander und schlägt eine neue Einteilung mit scharfen begrifflichen Abgrenzungen (z. B. gegenüber Disposition, angeborenen Krankheiten, Kinderkrankheiten und ähnliches) vor. ECKES (1977) teilt eine Skala als graduelle Unterteilung von Abnormitäten mit:

Norm
Variation
Extremvariante
Anomalie
Mißbildung
Monster
subletale Maximalform
Letalform

Sie unterscheidet im Hinblick auf die Genese der Defekte primäre und sekundäre Abnormitäten. Ähnlich äußert sich DEGENHARDT (1971) und definiert:

„Es handelt sich um eine strukturelle anatomische Abweichung von der Form, Größe und Differenzierung eines oder mehrerer Organe oder des gesamten Organismus außerhalb der physiologischen Variabilität".

Eine allgemeinere ätiologische Abgrenzung wurde in einem Workshop der New York-Adademie der Wissenschaften (BARR et al. 1979) vorgenommen. Hiernach wird die Wirkung äußerer Einflußfaktoren als dosisabhängig eingestuft und mit den Folgen in Beziehung gesetzt:

Funktionsdefekt
Wachstumsrückstand
Mißbildung
Intrauteriner Fruchttod
Tod der Mutter

CHRISTIANSEN (1975) und SMITH (1979) geben gleichlautend folgende Definitionen an (Beschlußfassung am 10. und 11. Februar 1975 im National Institute of Health, Bethesda):

1. Malformation (Mißbildung)
Ein primärer Strukturdefekt, der aus einem lokalisierten Fehler der Morphogenese resultiert (z. B. Lippenspalte).

2. Deformation (Formänderung)
Eine Änderung in der Gestalt und/oder der Struktur eines zunächst regelrecht angelegten Körperteiles (z. B. Torticollis).

3. Anomalie
Eine Mißbildung zusammen mit den hieraus ableitbaren strukturellen Veränderungen (z. B. Robin'-Anomalie).

4. Mißbildungssyndrome
Mißbildungsmuster, die überwiegend die gleiche Ätiologie aufweisen und meistens nicht als das Ergebnis eines einzelnen lokalisierten Fehlers in der Morphogenese erklärt werden können (z. B. Down'-Syndrom).

5. Assoziation (Verknüpfung)
Muster von Mißbildungen, welche noch nicht als Syndrom oder Anomalie angesehen werden können. Mit zunehmendem Wissen könnte eine Assoziation als ein Syndrom oder eine Anomalie eingeordnet werden (z. B. Hemihypertrophie mit Wilms'-Tumor).

Multiple Mißbildungen werden klassifiziert in:
1. Syndrome
2. Anomalien
3. Assoziationen
4. Kombinationen

Ein *Syndrom* ist ein Symptomenkomplex von gleichzeitig zusammen auftretenden Krankheiten (bzw. Krankheitszeichen); die zu einem Syndrom gehörenden Krankheiten treten signifikant häufiger auf als es dem Erwartungswert entspricht.

Als *Kombination* von Mißbildungen werden alle diejenigen bezeichnet, die in keine der aufgeführten Kategorien sicher einzuordnen sind.

III. Stand der Forschung

1. Häufigkeit

Bis 1980 wurden (in Baden-Württemberg) für Früchte ab einer Körperlänge von 35 cm Totenscheine ausgestellt. Seit dem 1. 1. 1981 gilt die Regelung, daß für Früchte ab 1000 g eine standesamtliche Meldung zu erfolgen hat. Diese Angaben (zuzüglich dem Hinweis, ob die Geburt eine Lebend- oder totgeborene Frucht erbracht hat), gehen in die amtliche Todesursachenstatistik des Statistischen Bundesamtes (Wiesbaden) ein (Abb. 1a). Ein Blick auf die Angaben der letzten Jahre vermittelt den Eindruck, daß die Mißbildungen in der Bundesrepublik kontinuierlich für beide Geschlechter zurückgegangen zu sein scheinen. Schaut man sich jedoch die Bezugsgröße an, ist man irritiert: Die Mißbildungen beziehen sich auf 100000 lebende Einwohner. Angesichts der Tatsache, daß die Geburtenrate in den letzten beiden Jahrzehnten kontinuierlich zurückgegangen ist, lassen sich aus diesen Angaben des Statistischen Bundesamtes (regelmäßig im Statistischen Jahrbuch veröffentlicht) nur *irreführende Schlüsse* ziehen. Vom Statistischen Bundesamt wurden freundlicherweise zusätzliche Angaben zur Verfügung gestellt (Tabelle 1).

Tabelle 1. Lebendgeborene und an angeborenen Fehlbildungen gestorbene Säuglinge (absolute Ziffern; je 100000 Lebendgeborene) nach Geschlecht (1958–1982) für die Bundesrepublik Deutschland und Berlin-West

| | Lebendgeborene | | Gestorbene Säuglinge | | | |
| Jahre | männlich | weiblich | männlich | weiblich | männlich | weiblich |
		Anzahl			je 100000 Lebendgeborene	
1982	319293	301880	951	851	297,8	281,9
1981	320633	303924	1055	841	329,0	276,7
1980	318480	302177	1050	878	329,7	290,6
1979	298175	283809	1051	866	352,5	305,1
1978	296348	280120	1064	911	359,0	325,2
1977	299735	282609	1164	917	388,3	324,5
1976	309385	293466	1229	1024	397,2	348,9
1975	309135	291377	1321	1074	427,2	368,6
1974	321480	304893	1427	1115	443,9	365,7
1973	326181	309452	1504	1207	461,1	390,0
1972	360337	340877	1551	1287	430,4	377,6
1971	400423	378103	1798	1479	449,0	391,2

Tabelle 1. (Fortsetzung)

Jahre	Lebendgeborene männlich	weiblich	männlich	Gestorbene Säuglinge weiblich	männlich	weiblich
		Anzahl			je 100 000 Lebendgeborene	
1970	416 321	394 487	1 762	1 438	423,2	364,5
1969	464 430	439 026	2 081	1 744	448,1	397,3
1968	498 202	471 623	2 211	1 795	442,6	379,6
1967	523 634	495 825	2 093	1 669	399,7	336,6
1966	539 492	510 853	2 281	1 907	422,8	373,3
1965	536 930	507 398	2 322	1 966	432,5	387,5
1964	547 979	517 458	2 348	2 030	428,5	392,3
1963	541 812	512 311	2 442	2 093	450,7	408,5
1962	523,801	494 751	2 607	2 295	497,7	463,9
1961	520 590	492 097	2 830	2 405	543,6	488,7
1960	498 182	470 447	2 563	2 124	514,5	451,5
1959	490 791	461 151	2 462	2 125	501,6	460,8
1958	466 861	437 604	2 429	2 053	520,2	469,1

Seit 1971 besteht in der Bundesrepublik Deutschland eine *Meldepflicht für bei der Geburt erkennbare Fehlbildungen* (Tabelle 2; Abb. 1b, c) KOLLER (1983) stellt bei einem internationalen Vergleich der Häufigkeitsziffern von Mißbildungen resigniert fest:

Tabelle 2. Lebend- und Totgeborene (absolut) sowie Geborene mit Fehlbildungen (absolut; je 100 000 Lebend- und Totgeborene) für die Bundesrepublik Deutschland und Berlin-West (1973–1982)

Jahre	Lebend- und Totgeborene	Geborene mit Fehlbildungen	Je 100 000 Lebend- und Totgeborene
1973	641 319	1 974	307,8
1974	631 760	1 865	295,2
1975	605 201	1 617	267,2
1976	607 295	1 597	263,0
1977	586 138	1 731	295,3
1978	580 119	1 565	269,8
1979	585 309	1 417	242,1
1980	623 965	1 583	253,7
1981	627 743	1 602	255,2
1982	624 169	1 692	271,0

Abb. 1. a Kongenitale Anomalien (pro 100 000 Einwohner; alle Altersklassen) als Todesursache für die Bundesrepublik Deutschland (Quelle: Statistisches Jahrbuch). Die Angaben sind wegen gleichzeitig stark zurückgegangener Geburtenraten irreführend. **b** Vgl. Tabelle 2. **c** Gestorbene Säuglinge je 100 000 Lebendgeborene

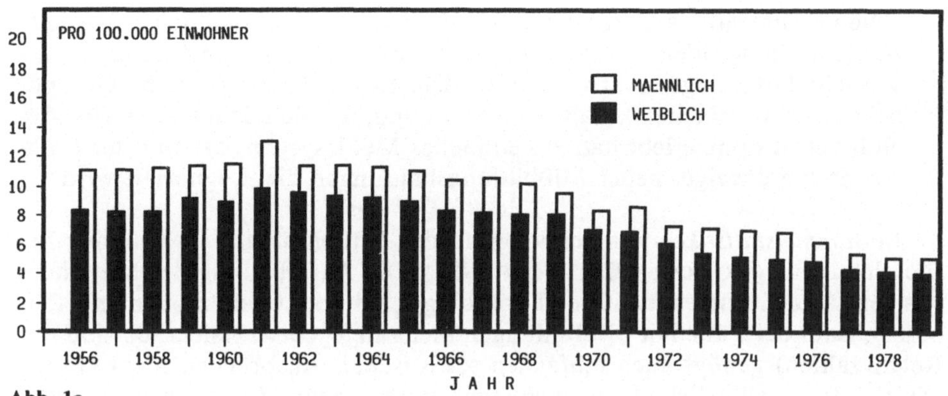

Abb. 1a

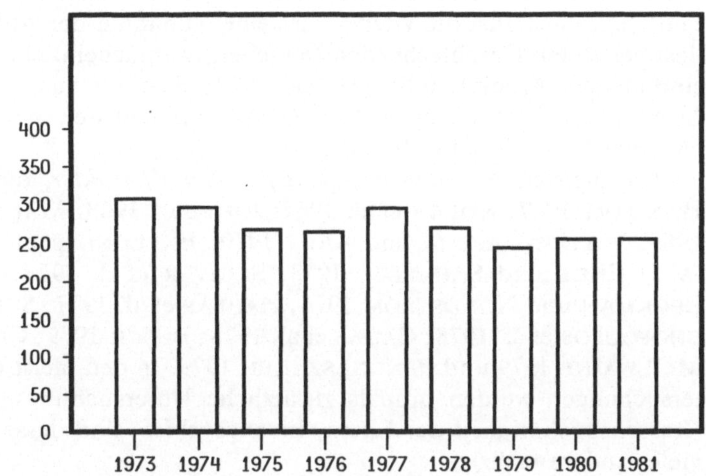

Abb. 1b

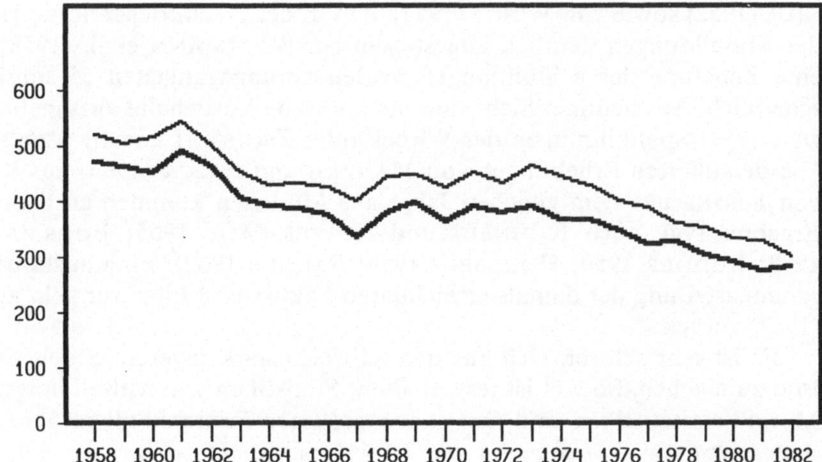

Abb. 1c

„Die Gesamtzahl auch der deutschen Statistik ist offensichtlich bei weitem zu klein; die Meldeunwilligkeit der deutschen Ärzte ist selbst durch die gesetzliche Grundlage nicht zu überwinden. Es ist für das deutsche Gesundheitswesen beschämend, daß in diesem Land, das den Schock der Thalidomid-Katastrophe erlebt hat, ein einfaches Meldesystem, das nur der Früherkennung etwaiger neuer Mißbildungshäufungen dient, ignoriert wird."

In *Sammelstatistiken* von Sektionen finden Mißbildungen nicht immer Berücksichtigung (HÖPKER 1976; WOLF 1981). Die Aufarbeitung des Materiales aus dem Armed Forces Institute of Pathology (Zahl der Obduktionen ungefähr 30000; Zahl der Fälle mit Mißbildungen nicht angegeben; ersichtlich sind nur Relativzahlen) genügt auch einfachen statistischen Ansprüchen nicht (FREEMAN 1979). Ausführliche Untersuchungen stammen von ZSCHOCH und FRITZSCHE (1960) aus Leipzig und von MÜNTEFERING und KAISER (1968) aus Düsseldorf. Bei letzteren und insbesondere bei FLEGENHEIMER (1956) — aus dem Pathologischen Institut Wien — ist eine Zunahme der Mißbildungen zumindest bei einem Geschlecht (den Mädchen) wahrscheinlich. Ähnliche Hinweise sind aus der Arbeit von SCHALLER (1977; ebenfalls aus Wien) zu entnehmen. LOW et al. (1971) schlagen dort Klassifikationen der perinatalen Todesursachen vor (dort: 20% Mißbildungen).

Die meisten Arbeiten haben *regionalen Charakter,* die wichtigsten sind: HANHART 1967; KOLAH et al. 1967; JOHNSEN 1968; MÄLZER und EMMRICH 1969; VALDES-DAPENA und AREY 1970; EKELUND et al. 1970; LEETZ et al. 1972; ENDL und SCHALLER 1973; SCRIVER et al. 1973; MIKENIENE 1976; BECKMAN und NORDSTRÖM 1976; HARLAP et al. 1977; SCHUBERT 1977; TRICHOPOULOS et al. 1978; CADAS et al. 1978; BUSCH 1979; CHAMBERLAIN 1979; McILWAINE 1979 und PENCHASZADEH 1979. In den meist umfangreichen Untersuchungen werden oftmals zusätzliche Untersuchungsmerkmale mitgeteilt (Rassenzugehörigkeit der Eltern, Einzugsgebiete und dessen Änderungen und vieles andere mehr).

Längerfristige Untersuchungen und insbesondere Mitteilungen aus dem deutsch-sprachigen Raum belegen die Hinweise von EICHMANN und GESENIUS (1952) sowie von WORM (1952), daß in der Nachkriegszeit die Häufigkeit der Mißbildungen deutlich angestiegen ist. BUURMANN et al. (1958) machen eine Zunahme der Mißbildungen in den vorangegangenen 55 Jahren wahrscheinlich. Aus heutiger Sicht sind methodische Vorbehalte anzumelden (RUDDER 1959: Spaltbildungen der Wirbelsäule; ZSCHOCH und FRITZSCHE 1960). Die detaillierten Erhebungen von MANZKE und FALCK (1963) aus Kiel sowie von KRONE aus dem gleichen Jahre aus München kommen zu dem gleichen Ergebnis (vgl. auch KÜHNELT und ROTTER-PAUL 1955; BUURMANN et al. 1958; RUDDER 1959; HOHLBEIN 1959; BAUCKS 1962). Eine ausführliche Zusammenstellung der damals erreichbaren Fakten und Literatur geht auf PLIESS (1963) zurück.

Es ist sehr schwer, sich aus den teilweise stark divergierenden Zahlen ein Bild zu machen. So viel ist festzuhalten: Statistiken von Mißbildungsregistern, Mortalitätsstatistiken und Statistiken größerer Frauenkliniken geben *Mißbildungsraten etwa zwischen 1,5 und 3,5% der Lebendgeborenen* an. Für die Bundesrepublik Deutschland wird die Mißbildungsrate auch etwa in dieser Größenordnung (bei gleichen methodischen Voraussetzungen) angenommen.

Besondere Aussagekraft besitzt die WHO-Studie aus dem Jahre 1966 (STEVENSON et al). In der Studie (Abb. 2) wird von 416 695 Einzelgeburten in 24 Zentren aus 16 Ländern berichtet. Angesichts der standardisierten Erhebungs- und Aufzeichnungsbedingungen ist die große geographische Variabilität erstaunlich.

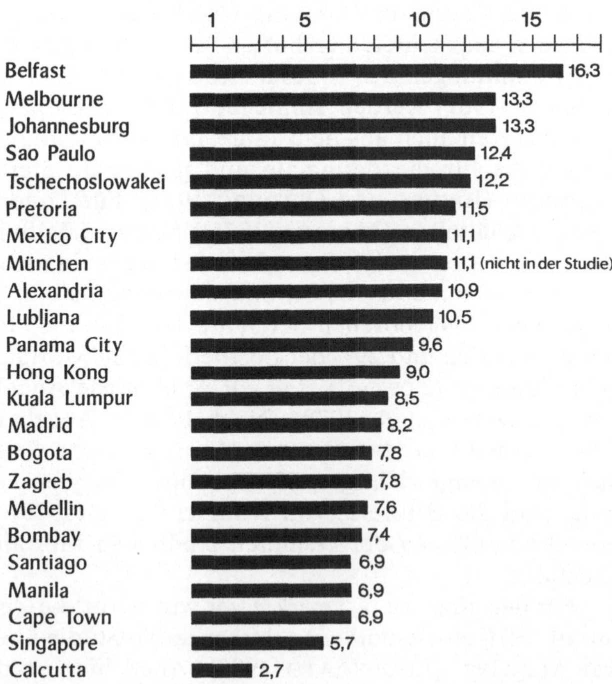

Abb. 2. Multizentrische Studie der Weltgesundheitsorganisation (WHO, 1966). 24 Zentren mit 421 781 Geburten meldeten Fehlbildungen zwischen 16,3 und 2,7 pro 1 000 (ohne Fehlbildungen des Herzens, Hüftgelenkluxationen und Klumpfüße). Zum Vergleich die im selben Jahr beobachtete Ziffer von München

Diesen — auf den ersten Blick nebensächlichen — Häufigkeitsangaben wird jedoch, wie REICH et al. (1974) und HALL et al. (1978) ausgeführt haben, eine große Bedeutung von sozialpolitischer Seite zugemessen. Der Grund liegt in den Kostenbelastungen sozialer und medizinischer Einrichtungen (SCHADE 1978). LORBER (1973) fühlte sich veranlaßt, darauf hinzuweisen, daß *alle* Kinder mit Spina bifida einer Therapie zugeführt werden sollten. WARKANY (1978, 1979) plädiert für eine (gezielte und für jeden Einzelfall zu begründende) Abortinduktion. Das gesamte Aufgabengebiet bezeichnet er als *Terathanasie*. In diesem Zusammenhang ist der Hinweis von Bedeutung, daß die Mißbildungsrate in Japan erheblich niedriger ist als in allen anderen zivilisierten Ländern. Als Grund wird angegeben, daß die Mehrzahl der abnormen Früchte eliminiert wird.

Die *perinatale Sterblichkeit* der Kinder ist in allen Ländern und auch in der Bundesrepublik Deutschland in den letzten Jahrzehnten dramatisch zurückgegangen (Statistisches Bundesamt 1962 bis 1983; Statistische Jahrbücher der jeweiligen Jahre). Entsprechend haben *Mißbildungen als Todesursache* relativ in der perinatalen Sterblichkeit zugenommen (BHARGAVA et al. 1976). Erhebungen hierzu liegen aus Hamburg vor (KEDING 1972). Von den 1960 bis 1965 in München beobachteten Geburten (n = 13 801) verstarben 214 Kinder, davon 41 mit Mißbildungen als Todesursache (BAUER et al. 1967). Von EMMRICH und MÄLZER (1967) werden ähnliche Werte aus Leipzig mitgeteilt (von den gleichen Autoren auch aus dem Jahre 1969). Mißbildungen sind die häufigste Todesursache für die perinatale und postnatale Sterblichkeit auch in Malmö, Schweden (BJERRE und ÖSTBERG 1974). Für London ergeben sich gleichlautende Verhältnisse (MACHIN 1975): Schwere Mißbildungen mit intrauteriner Asphyxie waren die häufigste Ursache der perinatalen Sterblichkeit — auffälligerweise bei nur 5 bis 6% Chromosomenanomalien. Von den in Nordirland untersuchten Neugeborenen der Jahre 1962 bis 1966 (n = 42 279) entfielen 24,8% der perinatalen und 29% der postperinatalen Mortalität auf Fälle mit schweren Mißbildungen (ELWOOD et al. 1974; ähnliche Angaben vgl. DREW et al. 1977 sowie SAXENA et al. 1978). Noch höhere Angaben (Mißbildungsanteil von 37%) werden von HEISSMEYER (1974) gemacht. Sein Untersuchungsgut stützt sich auf untergewichtige reife Tot- und Neugeborene. In diesem Zusammenhang sind die Hinweise von ROBERTS et al. (1970) erwähnenswert, der einen Anteil von 42% an der gesamten kindlichen Mortalität auf Mißbildungen zurückführt.

Für den Regierungsbezirk Trier wurde für die Zeit vom 1. 11. 1974 bis zum 30. 10. 1976 eine detaillierte retrospektive Studie über die perinatale Sterblichkeit vorgelegt (LÜCHTRATH 1980). Auch hier ist der Mißbildungsanteil der (nicht vermeidbaren) Todesfälle auffallend hoch. Eine Übersicht zu diesem Themenbereich verdanken wir MOLZ (1970). Die „Münchner Perinatalstudie 1975–1977" berücksichtigt Mißbildungen nicht (SELBMANN et al. 1980).

Derartige Angaben sind ohne gleichzeitige Erhebung der jeweiligen *Abortraten* für eine pathogenetische Interpretation von zweifelhaftem Wert. Von FEDRICK und ADELSTEIN (1976) wird berichtet, daß in den geographischen Bereichen von Großbritannien, in denen die Rate von Aborten und Totgeburten niedrig ist, die Mißbildungsrate insbesondere für das Zentralnervensystem besonders hoch ist. Die Autoren stützen sich auf die Daten der „BRITISH PERINATAL MORTALITY SURVEY" (1958).

Es ist einleuchtend, daß zwischen *Abortrate, Mißbildungsrate, Säuglings- und Kindersterblichkeit (jeweils der verschiedenen Perioden) eine enge Wechselwirkung* bestehen muß. Für das Kriterium der Chromosomenaberration bei Aborten findet sich bei KOLLER (1983) ein Wert um 47% (für den 1. Triminon).

2. Unsicherheiten statistischer Angaben

Die *morphologische Abgrenzung* von Mißbildungen (beschränkt man sich auf schwere Formen) ist im wesentlichen einheitlich, ihre Diagnostik und *Dokumentation* scheinen jedoch zahlreichen regionalen Einflüssen zu unterliegen. Im allgemeinen werden nur diejenigen Mißbildungen tatsächlich als solche geführt und erscheinen auch in den Statistiken, wenn sie auffällig und/oder für den Träger von Krankheitswert gewesen sind. Kleinere Anomalien werden in der Regel — zumal wenn eine syndromatische Koppelung fehlt — nicht verzeichnet. Außerdem muß in Erinnerung gerufen werden, daß *Mehrfachmißbildungen* nach der International Classification of Diseases (8. Revision, 1968) nicht codiert werden können.

Große Unsicherheiten werden durch die Frage aufgeworfen, *welche* Kinder bzw. Früchte in eine Mißbildungsstatistik einzubeziehen sind und welche nicht. In der „Drug Epidemiology Unit (Bosten)" wurde eine zweimalige Verschlüsselung aller (n = 50 282) in die Studie einbezogenen Kinder vorgenommen (HEINONEN et al. 1977). Die Unterschiede sind erstaunlich (Tabelle 3):

Tabelle 3. Mehrfachverschlüsselung im „US Perinatal Projekt" (1977). Der Unterschied ist vor allem (jedoch nicht ausschließlich) auf die Fallzählung (Erstverschlüsselung) gegenüber der Personenzählung (Zweitverschlüsselung) zurückzuführen

		Erstverschlüsselung	Zweitverschlüsselung
	groß	5 616	2 127
	klein	4 864	991
Mißbildungen	total	10 480	3 282
	auf 10 000 Geborene	1 967,8	652,7

Allein die Einbeziehung reifer Totgeborener in eine Mißbildungsstatistik verdoppelt bzw. verdreifacht die Rate der Mißbildungen (STOCKS 1970; RICHARDS 1973). In den meisten Pathologischen Instituten kommen Früchte zur Obduktion, die lange vor dem Termin (induziert oder nicht induziert) ausgestoßen wurden. Die Mißbildungsrate ist gerade hier besonders hoch (vgl. ASH et al. 1977; NAEYE 1978; BOUÉ und BOUÉ 1978; gegenteiliger Hinweis: HOHLWEG-MAJERT und KAUERT 1976).

LEYHAUSEN (1963) erörtert die Fehlermöglichkeiten bei der *Ermittlung* von Mißbildungen. EKELUND et al. (1970) unterscheiden kleine und große Mißbildungen, andere gehen auf die Problematik der Erfassung ein (DEGENHARDT 1971; ENDL und SCHALLER 1973; HOOK et al. 1976; ERICSON et al. 1977). Verschiedene *Erfassungssysteme* werden von ERICSON et al. (1977) und ENDLER et al. (1971) verglichen. ESSBACH (1961) und BERRY (1980, 1981) geben, wie auch FÖDISCH (1982), Anleitungen zur *Untersuchung* von abortierten Früchten. Bereits aus dem Jahre 1969 stammt die Untersuchung von LEGERLOTZ und MENKHAUS. Sie prüften die Überinstimmung klinischer Mißbildungsdiagnosen mit dem patho-anatomischen Befund. Von 119 Fällen stimmten nur 34 (= 29%) überein.

Von diesen Überlegungen ausgehend unterteilt KLEMETTI (1978) das gesamte Spektrum der Mißbildungen in drei Klassen und kommt zu einer *Gesamtmißbildungsrate* bei einer von ihm untersuchten Kohorte von 2913 Schwangerschaften *von etwa 10%*. Dieser Wert dürfte den tatsächlichen Gegebenheiten sehr nahekommen — bleiben die Chromosomenanomalien unberücksichtigt und geht man von einem patho-anatomischen Untersuchungsgut aus. Letzteres ist gemischt und inkonsistent zusammengesetzt, die äußeren und auch die Erhebungsbedingungen sind jedoch überwiegend zwischen den verschiedenen Instituten vergleichbar.

3. Allgemeines Modell

STEIN et al. (1975) verdanken wir ein einfaches Modell zur Beschreibung der Einflußfaktoren, welche die Rate mißgebildeter Neugeborener beeinflussen. Ist p die Wahrscheinlichkeit, daß eine Schwangerschaft einen mit A mißgebildeten Feten erbringt, so ergibt sich zwischen p und F (der Mißbildungsrate) eine enge Beziehung aufgrund der Mendel'schen Erbgesetze (Abb. 3). Eine solche kann jedoch nur dann angenommen werden, wenn die Wahrscheinlichkeit, daß der Fet mit der Mißbildung A zum Abort gelangt gleichgroß ist wie diejenige des Feten, ohne die Mißbildung A ($r_a = r_n$). In der Praxis ist das sicher nicht der Fall: r_a ist wesentlich größer als r_n. Als Beispiel sei die Trisomie 16 genannt, die häufigste Chromosomenaberration, die bei Aborten gefunden wird. Eine Trisomie 16 wurde jedoch noch niemals bei einem reifgeborenen Kinde beobachtet.

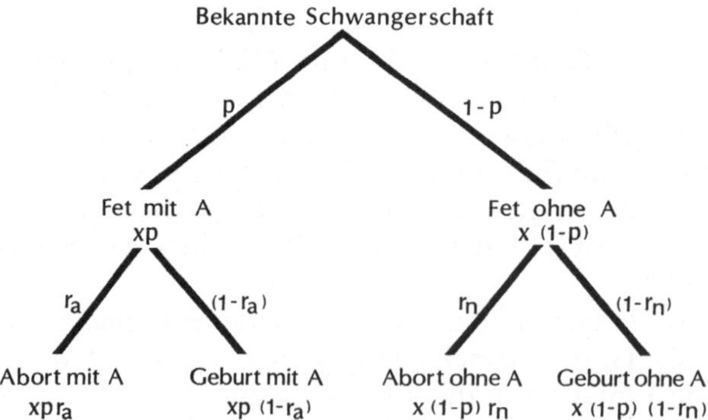

Abb. 3. Das formale Modell nach STEIN et al. (1975) gibt die Wahrscheinlichkeiten an, mit denen Aborte und Geburten mit/ohne Mißbildungen (A) auftreten

Die *Lebensfähigkeit einer Schwangerschaft* wird von Mutter und Kind gleichermaßen bestimmt. Hieraus ergibt sich:

1. Das Abortrisiko für abnorme Früchte ist hoch $r_a > r_n$;
2. Zahl und Art der Anomalien werden bei Aborten häufiger beobachtet als zum Zeitpunkt der Geburt;
3. die Wahrscheinlichkeit zum Abort (r_a) ist für jeden Defekt spezifisch;
4. der Zeitpunkt des Abortes ist für jeden Defekt ein anderer;
5. unabhängig von dem jeweiligen Defekt kann die Wahrscheinlichkeit zum Abort (r_a) auch von der Mutter beeinflußt werden.

Somit darf gefolgert werden, daß Defekte ihre eigene Zeittafel des intrauterinen Überlebens haben und daß es zwischen Befruchtung und Geburt zu einer systematischen Selektion kommt.

Diese Überlegungen haben eine besondere praktische Bedeutung dahingehend, daß bei Kenntnis der Todesrate abnormer Feten das Wiederholungsrisiko von Schwangerschaften mit Mißbildungen leichter bestimmt werden kann.

Ist der Fet normal (weist er keine Mißbildungen auf), so kann die Ursache zum Abort nur in der Plazenta oder bei der Mutter liegen (r_n). Mütterliche Faktoren, welche nicht gleichzeitig von p und r_a abhängen, sind bisher nur unzureichend erforscht. Man kennt Krankheiten, chemische Expositionsfaktoren und insbesondere die Strahlenexposition, die über den Faktor r_a zur vorzeitigen Terminierung einer Schwangerschaft beitragen.

Von besonderem Interesse sind *Interaktionsfaktoren* zwischen Mutter und Fet. Faktoren, die Feten mit Mißbildungen zu einem Abort führen, können einerseits durch den Feten, andererseits durch die Mutter hervorgerufen werden. Ist die Mutter verantwortlich zu machen, so ist zu fragen, welches fetale Signal einen Abort auszulösen vermag. Wir sprechen von *Sensitivität (Mutter)*, wenn die Mütter die *abnorme* Frucht „erkennen", von *Spezifität (Mutter)*, wenn die *normale* Frucht von den Müttern „erkannt" wird. Sensitivität (Mutter) und Spezifität (Mutter) können z.B. vom Alter der Mutter oder aber von bestimmten Mißbildungen der Frucht abhängen. FEDRICK und ADELSTEIN (1976) stützen diese These mit den Ergebnissen der „BRITISH PERINATAL MORTALITY SURVEY": Mißbildungen des Zentralnervensystemes wurden dort besonders häufig beobachtet, wo sich die Zahl der Totgeburten als besonders niedrig erwies.

$$F_{\text{(Mißbildungen)}} = \frac{xp\,(1-r_a)}{xp\,(1-r_a) + x(1-p)(1-r_n)}$$

Abb. 4. Mißbildungsfrequenz (nach STEIN et al. 1975). Die Variablen entsprechen Abb. 3. — Um die Häufigkeit von Mißbildungen korrekt beschreiben zu können, sind außer bei Geburten auch bei Aborten die Mißbildungen zu erfassen

So kann beispielsweise das erhöhte *Mißbildungswiederholungsrisiko* von einzelnen Müttern die Folge einer geringeren Sensitivität der Mütter für mißgebildete Früchte sein. Eine gesteigerte Sensitivität der Mütter könnte für die Beobachtung verantwortlich gemacht werden, daß Mißbildungen des Zentralnervensystemes in Wales in Wechselwirkung mit der dort beobachteten Abortrate stehen.

Der formale Exkurs macht deutlich, wie vielgeschichtet das Problem der Mißbildungen ist und welche Fehlinterpretationen möglich sind, werden nur einzelne wenige Maßzahlen betrachtet. Für die Diskussion von außen einwirkender Faktoren auf die Mißbildungsrate (Abb. 4) sind sie von großer Bedeutung.

4. Pathogenese

a) Allgemeines

An der Studie „Schwangerschaftsverlauf und Kindesentwicklung" (KOLLER 1983) waren 21 Kliniken mit 14 774 Aufnahmen beteiligt, 8 641 Fälle wurden in die Studie miteinbezogen (1964 bis 1970). Auswertbare Schwangerschaften: 7 870; Zahl der Geburten: 7 120). Die Studie ist die ausführlichste und konsequenteste Erhebung mit dieser Fragestellung in der Bundesrepublik Deutschland (ihre Ergebnisse wurden allerdings erst mit einem zeitlichen Abstand von 13 Jahren nach Ablauf der Erhebung vorgestellt).

Die Erhebung basiert auf 250 Einflußmerkmalen, nur 14 Assoziationen mit Mißbildungen sind statistisch auffällig (Tabelle 4). — Nach den Ausführungen von STEIN et al. (1975) sind mütterliche und kindliche Faktoren für das Abortverhalten und die Höhe der Mißbildungsrate ausschlaggebend. Tabellen 4 und 5 machen deutlich, daß ein großer Teil der Faktoren mütterliche Einflüsse, zumindest aber eine Mitbeteiligung der Mutter, beschreibt.

Tabelle 4. Assoziationen persönlicher und anamnestischer Merkmale mit dem Ausgang der Schwangerschaft und Mißbildungen des Kindes (KOLLER 1983). Unter „Sonstige schwere Mißbildungen" sind nicht aufgeführt: Mißbildungen des Zentralnervensystemes, Herz-Kreislaufmißbildungen, Gesichtsspalten, Syndaktylien, Hüftgelenksdysplasien, Klumpfuß

	Mißbildungen	Sonstiges	beobachtet	erwartet	Signifikanz
Abortus imminens	—	perinatal verstorben	11	4,6	+ +
Sterilitäts-behandlung	Hüftgelenk-dysplasie		12	5,1	+ +
	sonstige schwere		5	2,1	+
		Spätabort (ab 5. Mon.)	17	9,2	+ +
Andere Behandlungen in Aufnahmeklinik	schwere insgesamt		23	11,8	+ + +
	Klumpfuß		10	3,1	+ +
	sonstige schwere		14	5,1	+ + +
		perinatal verstorben	27	18,5	+
		Spätabort	35	23,0	+ +

Tabelle 4. (Fortsetzung)

	Mißbildungen Sonstiges	beobachtet	erwartet	Signifikanz
Frühe Schwanger- schaft: 1	Herz- Kreislauf	10	21,3	− −
Parität 2	Herz- Kreislauf	21	12,5	+ +
Mehrere Schwan- gerschaften, kein Abort	Herz- Kreislauf	18	8,3	+ + +
Frühere Aborte: 1	Herz- Kreislauf	2	11,4	− −
Frühere Aborte: 2 und mehr	schwere insgesamt	12	6,4	+
Alter 35 Jahre und mehr	schwere insgesamt	14	8,5	+
	sonstige schwere	8	3,8	+
	Herz- Kreislauf	9	4,7	+

Tabelle 5. Assoziationen verschiedener Einflußmerkmale mit schweren Mißbildungen (KOL-LER 1983). (+/− positive bzw. negative Korrelation bei 5%, 1% bzw. 0,1% Irrtumswahrschein-lichkeit)

	beobachtet	erwartet	Differenz
Leukocyten 9 000	8	15,6	−
Antidiabetika 1. Trimenon	5	0,8	+ +
Diabetes in Anamnese	5	1,2	+
Barbiturate 1. Trimenon	7	2,3	+
Kreislaufschwäche ohne Medikamente	9	4,7	+
Mineralstoffpräparate	19	11,8	+
Krankheitsbelastung (einschl. Diabetes)	62	50,2	+
Alter >35 Jahre	14	8,5	+
Frühere Behandlung in Aufnahmeklinik	32	16,6	+ + +
AB0-Inkompatibilität	16	10,3	+
Zigarettenrauchen des Mannes >10 Zig./die	43	33,9	+ +
Diät	9	4,4	+
Zitrusfrüchte bevorzugt	74	84,3	−
Soziale Stellung	5	11,0	−

Besondere Aufmerksamkeit sollte den Herz-Kreislauf-Mißbildungen gewidmet werden. *Eine* Schwangerschaft und *ein* Abort verringern das kindliche Risiko; höheres Alter der Mutter und mehrere Schwangerschaften erhöhen es (WERTELECKI und PURVIS-SMITH 1979). Die hier wirksam werdende Einflußkonstellation könnte eine *Planzentationsstörung* sein (HÖPKER 1979).

b) Anlage

Chromosomenanomalien spielen zahlenmäßig für das Ausmaß der Mißbildungsrate eine nur untergeordnete Rolle (LENZ 1970; ASH et al. 1977; BOUÉ und BOUÉ 1978; KOLLER 1983). Auch statistische Zusammenstellungen pränataler Chromosomenanalysen (z. B. CITOLER et al. 1976) haben grundlegend neue Erkenntnisse nicht gebracht. Verständlicherweise ist die Rate der Chromosomenanomalien in diesem Untersuchungsgut besonders hoch (Abb. 5). NADERI (1979) beschreibt, daß das Mißbildungsrisiko bei *Blutsverwandten* auf 4,02% gegenüber 1,66% der Kontrollen ansteigt. Zwischen *Blutgruppen* und Mißbildungen bestehen keine Beziehungen (VOGEL und KRUEGER 1968). Das *Alter der Mutter* (TSCHERNE und ZIERLER 1977), nicht aber das *Alter des Vaters* (ERICKSON 1979) sind für das Risiko von Mißbildungen der Kinder von Bedeutung. Einzelne Erkrankungen der Mutter (insbesondere der *Diabetes mellitus*) sollen zu einer erhöhten Mißbildungsrate der Kinder führen (GABBE 1977; MALINS 1978; JERVELL et al. 1980). Andere Autoren (z. B. HINRICHSEN 1971) teilen gegenteilige Ergebnisse mit, wonach kindliche Mißbildungen diabetischer Mütter nicht gehäuft auftreten (im Gegensatz zu den Hinweisen von KOLLER 1983). Auf die Kombination von rassischen Faktoren und Diabetes mellitus gehen CHUNG und MYRIANTHOPOULOS (1975) ein.

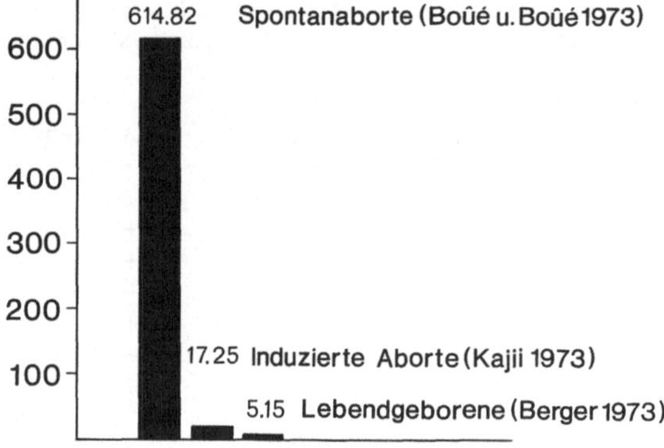

Abb. 5. Häufigkeit von Chromosomenanomalien (pro 1 000 Früchte) bei Spontanborten, induzierten Aborten und bei Lebendgeborenen (Zusammenstellung nach STEIN et al. 1975)

Leidet die Mutter an *Erkrankungen des Herz-Kreislaufsystemes*, so finden sich gehäuft kindliche Mißbildungen aller Art (CANZLER et al, 1969). Die gleichen Autoren berichten von einem ähnlichen Zusammenhang mit mütterlichen *Gestosen* (CYNZLER et al. 1969).

Ob der Hinweis von ENDL und SCHALLER (1973) aus Wien, daß *Gastarbeiter* vermehrt Mißbildungen aufweisen, auf exogene oder endogene Faktoren zurückzuführen ist, kann nicht entschieden werden. Vom *Turner'-Syndrom* ist bekannt, daß gehäuft Mißbildungen in Kombination mit diesem vorkommen (nach KING und MAGENIS 1977 in 40%). Eine andere Kombination wird von

SOGGE et al. (1979) mitgeteilt: Beim *Klinefelter'-Syndrom* wurde in zwei Fällen eine Kombination mit einem Chorioncarcinom beobachtet. Für Tumoren anderer Lokalisationen ist eine Kombination mit dem Klinefelter'-Syndrom bekannt (ältere Übersicht: HANHART 1967; ausführliche Zusammenstellung: BERRY und POSWILLO 1975).

c) Lokalfaktoren

Bereits 1963 hat KRONE darauf hingewiesen, daß 30% der ausgetragenen *Tubargraviditäten* Mißbildungen aufweisen. Entsprechend dem Modell von STEIN et al. (1975) ist zu fragen, ob tatsächlich Lokalfaktoren an der Genese der Mißbildungen beteiligt sind oder ob nicht die Sensitivität der Mutter mit einem anders gearteten Abortverhalten zu einer solch hohen Rate (der ausgetragenen Tubargraviditäten) führt. Auch die *Plazenta* mag als Mißbildungsursache eine Rolle spielen (BENIRSCHKE 1975). Schwer sind die Hinweise von BAIRD (1980) zu interpretieren, der fand, daß die Mißbildungen der Kinder mit den Umständen zum Zeitpunkt der *Geburt der Mutter* korrelieren. Auch frühere Schwangerschaften bzw. Aborte gehen mit einem erhöhten Mißbildungsrisiko einher (RICHARDS 1973; KOLLER 1983).

Von größerer Bedeutung scheinen jedoch die Hinweise von unterschiedlichen Mißbildungen bei *eineiigen Zwillingen* zu sein. OSATHANONDH et al. (1975) berichten von drei eineiigen Zwillingspaaren, die jeweils unterschiedliche schwere Mißbildungen aufwiesen. Siamesische Zwillinge mit verschiedenen Mißbildungen wurden von de LEON (1974) beobachtet. Daß Zwillinge vermehrt Mißbildungen aufweisen, haben PETTERSON et al. (1976) in einer umfangreichen epidemiologischen Studie aus Schweden mitgeteilt. Eine während der Schwangerschaft angebrachte Cerclage (ROBRECHT et al. 1979) erhöht nicht das Mißbildungsrisiko der jeweiligen Schwangerschaft. Einen indirekten Hinweis gibt MOLZ (1971): Die Zahl der Nabelschnurarterien ist umgekehrt proportional der Zahl der Mißbildungen. Die insgesamt seltenen *amnionitischen Verklebungen* werden überwiegend auf äußere Ursachen bezogen (HERVA et al. 1980; MASTROIACOVO und CALABRO 1980). Eine Identifikation derselben ist bisher nicht gelungen.

Diesen Hinweisen zufolge spielen lokale Faktoren in der Pathogenese der Mißbildungen möglicherweise eine Rolle (KOLLER 1983). Vergegenwärtigt man sich das Modell von STEIN et al., (1975), so muß festgehalten werden, daß die statistisch auffälligen Risiken wahrscheinlich eher Hinweise auf erfolgte bzw. nicht erfolgte Selektionsvorgänge vor der Geburt darstellen als echte Einflußgrößen.

d) Physikalische Einflüsse

Durch zahlreiche, teilweise sehr ausgedehnte Studien ist das *saisonale Auftreten* von Mißbildungen und insbesondere von Mißbildungen des Zentralnervensystemes belegt (FEDRICK 1976; SANDAHL 1977; ARCHER 1979; BUSCH

1979). Die Ursachen sind im einzelnen nicht bekannt, es gibt jedoch Hinweise, daß Wechselwirkungen mit den Umständen zum Zeitpunkt der *Geburt der Mutter* (also eine Generation zurückliegend) einen Einfluß haben könnten (BAIRD 1980). ARCHER (1979) folgert aus seinen Untersuchungen, daß kosmische Strahlung für den saisonalen Effekt bzw. die Häufigkeit des Auftretens des Anencephalus verantwortlich sei. ELWOOD (1979) hat (überwiegend) aus formalen und methodischen Gründen widersprochen. Auffällig ist, daß Mitteilungen dieser Art nahezu ausschließlich Regionen betreffen, die in höheren (nördlichen) geographischen Breiten liegen.

In der Übersicht von BOFFEY (1970) werden auch Mißbildungen berücksichtigt, die nach den *Atombombenabwürfen* auf die japanischen Städte Hiroshima und Nagasaki durch die Vereinigten Staaten von Amerika aufgetreten sind. Es finden sich häufig Mikrocephalie und intellektuelle Retardierung. Bei allen Exponierten wurden unabhängig vom Alter häufig Chromosomenanomalien gefunden. Langzeituntersuchungen unter Berücksichtigung der Mißbildungshäufigkeit bei Kindern von Eltern, die der Atombombenstrahlung ausgesetzt gewesen waren, sind nicht bekannt (sie liegen wahrscheinlich nicht vor, vgl. WARKANY 1978).

Es ist bekannt, daß die Mißbildungsfrequenz *strahlenexponierter Früchte* (nach Röntgenuntersuchung bzw. therapeutischer Bestrahlung) dosisabhängig ist (radiogene Embryopathie: ZWICKER et al. 1971; THALHAMMER 1971; DIAMOND et al. 1973; GRANROTH 1979; STIEVE 1980). DIAMOND et al. (1973) haben überdies nachgewiesen, daß nicht nur die Mißbildungsfrequenz der Kinder, sondern auch die Häufigkeit der *Leukämien* zuvor in utero strahlenexponierter Kinder signifikant erhöht ist.

e) Chemische und sonstige Einflüsse

Expositionsfaktoren jeglicher Art (RETT 1967; WEATHERALL 1980) sind in hohem Maße von *sozialen Einflüssen* abhängig (KOLLER 1983). ENDL und SCHALLER berichten (1973) aus Wien, daß *Gastarbeiter* signifikant häufiger mißgebildete Kinder zur Welt bringen als die eingesessene Wiener Bevölkerung. Die Frage muß offenbleiben, ob genetische oder soziale Faktoren oder vielleicht gar beide Einflußgrößen hierfür verantwortlich zu machen sind. Hier ist die Mitteilung von ELWOOD (1974) von Interesse, der bei *unehelichen Kindern* eine erhöhte Rate von Anencephalus nicht beobachten konnte. Die Bedeutung sozialer Faktoren hat KLEMETTI (1977) in einer sehr subtilen Kohortenstudie (n = 2913) herausgearbeitet (für Mittelfinnland).

Dem *Alkoholkonsum* der Mütter (LÖSER et al. 1976) wurde in den letzten Jahren erhöhte Aufmerksamkeit geschenkt. Eine gründliche Studie haben QUELETTE et al. (1977) vorgelegt, in der die Befragungsergebnisse von 633 Frauen diskutiert werden. Hiernach verdoppelt sich das Mißbildungsrisiko für Kinder alkoholkonsumierender Mütter. Mit Disulfiram (Antabus) therapierte alkoholabhängige Mütter bekamen Kinder mit Gliedmaßenanomalien (von NORA et al. wurden 1977 zwei Fälle berichtet).

Nikotinabusus (Zigarettenkonsum) ist wahrscheinlich der einzige exogene Faktor, der über den *Vater* (MAU und NETTER 1974) und über die *Mutter* (NAEYE 1978) für Mißbildungen der Nachkommen verantwortlich gemacht wird (RAVENHOLDT et al. 1966). Die Studie von MAU und NETTER (1974) berücksichtigt leider nicht den so wichtigen modifizierenden Einflußfaktor des passiven Rauchens der schwangeren Mutter.

Zahlreiche *chemische Substanzen* (Zusammenstellung eines Kataloges mit 650 Einzelsubstanzen: SHEPARD 1973) werden für die Genese von Mißbildungen verantwortlich gemacht (Tabelle 6). FRAUMENI (1974) nimmt eine Klassifikation in *Teratogene* und *Carcinogene* vor, wobei er „gut dokumentierte" und „suspekte" Teratogene unterschiedet. Gut dokumentiert sind das Thalidomid, organische Lösungsmittel, Folsäureantagonisten, Androgene, synthetische Progesterone und Östrogene, Tetracyclin, polychlorierte Biphenyle (PCB), Thyreostatica und das Streptomycin. Unter der Gruppe der suspekten Teratogene werden die Antikonvulsiva aufgeführt, die alkylierenden Substanzen, das Warfarin und das Amphetamin.

Tabelle 6. Pharmaka mit vermuteter Embryotoxizität (BOLANDE 1979). Das Zigarettenrauchen ist nicht aufgeführt

Substanz	Art des Defektes
Alkoholismus (Mutter)	Wachstumsrückstand
	ZNS, Auge, Gelenke
Antiepileptika	Gesicht, Finger, Herz
Diphenylhydantoin	mentale Entwicklung
Barbiturate	
Trimethadione	
Psychoanaleptika	Herz u. a.
Amphetamin	
Antikoagulantien (oral)	Nase, Auge, Skelett,
Kumarin (Warfarin)	mentale Entwicklung
Alkylierende Substanzen	Intrauteriner Fruchttod,
	ander Defekte
Antidiabetika (oral)	kein definiertes Syndrom
Tolbutamid	
andere Sulfonylharnstoffe	

Epidemiologische *Expositionsstudien* (experimenteller Aspekt: BRENT 1974) belegen, daß zahlreiche weitere chemische Substanzen möglicherweise an der Pathogenese von Mißbildungen beteiligt sind.

HALLING (1979) schuldigt das Hexachlorophen (ein Desinfektionsmittel zum Händewaschen) an. Aus Finnland (HEMMINKI et al. 1979, 1980) wird mitgeteilt, daß Mißbildungen des Zentralnervensystemes bei Industriearbeiterinnen, Lippen-Kiefer-Gaumenspalten bei Büroarbeiterinnen besonders häufig vorkommen. Bereits ein Jahr zuvor (HOLMBERG 1979; HOLMBERG und HERNBERG 1979) wird aus diesem Register berichtet, daß die Frequenz von Mißbildungen des Zentralnervensystemes direkt proportional der Exposition organischer Lösungsmittel ist. MEIRIK et al. (1979) werten die Daten des schwedischen Mißbildungsregisters aus (Finnland: HEMMINKI et al. 1980) und beobachten vermehrt Mißbildungen bei Laborangestellten.

Ob die Häufungen von Mißbildungen in der Umgebung einer Hütte auf die Emissionen dieser Hütte zu beziehen sind, bleibt letztlich offen (NORDSTRÖM et al. 1979). Frauen, die in industriellen Berufen arbeiten, bringen mehr Kinder mit Mißbildungen des Zentralnervensystemes und des Muskel-Skelett-Systemes zur Welt als die entsprechende Kontrollgruppe. Besonders eindrucksvoll ist die Gefährlichkeit chemischer Exponate (sogenanntes Dioxin) durch die Seveso-Katastrophe (einem Orte bei Mailand/Italien) dokumentiert worden. BISANTI et al. (1980) geben einen ausführlichen Bericht, in welchem die Folgen des Chemieunfalles vom 10. Juli 1976 beschrieben werden. Die Mißbildungsfrequenz hatte um das 16- bis 20-fache für die Jahre 1976 bis 1978 im Vergleich zu den Jahren 1972 bis 1975 zugenommen.

Demgegenüber haben Herbizide (NELSON 1979) keinen Einfluß auf die Entwicklung von Lippen-Kiefer-Gaumen-Spalten. Zwischen der Exposition von Vinyl-Chlorid (INFANTE et al. 1976; UNGVÁRY 1978) und Mißbildungen des Zentralnervensystemes wird ebenfalls Unabhängigkeit konstatiert (EDMONDS et al. 1978). Andererseits geben INFANTE et al. (1976) einen Zusammenhang zwischen Mißbildungshäufigkeit und der Exposition gegenüber Vinylchlorid an. Insbesondere werden Mißbildungen des Zentralnervensystemes, des Kiefers und der Lippen, der Geschlechtsorgane und Klumpfüße genannt.

Nach einer Studie von HANSSON et al. (1980) bei Kindern von Frauen, die in er schwedischen pharmazeutischen Industrie beschäftigt sind, sind Mißbildungen nicht vermehrt beobachtet worden.

Diese kurzen Hinweise machen deutlich, daß die bisher vorliegenden Untersuchungen nicht auflösbare *Widersprüche* aufweisen (KNÖRR 1961; KOCH 1970). Es stellt sich die Frage, ob es sinnvoll ist, mit einem so groben Raster wie es eine einfache Beobachtungsstudie darstellt, Änderungen von Mißbildungshäufigkeiten unter einem bestimmten Aspekt zu beschreiben. Das Modell von STEIN et al. (1975) hat uns gelehrt, daß zu viele Einflußfaktoren an Häufigkeitsänderungen von Mißbildungen (festgestellt jeweils zum Zeitpunkt der Geburt) beteiligt sind.

Ansatzweise behandelt KOLLER (1983) diesen Fragenkomplex. Er analysiert 436 *Schwangerschaften mit einmaligem Kohabitationstermin, ob die nicht im Zyklusoptimum* entstandenen Schwangerschaften vermehrt Aborte oder Mißbildungen aufweisen. *Nach* den drei mittleren Tagen des Zyklus ist die Rate von Fehlgeburten und Mißbildungen erhöht — wenn auch nicht signifikant. — Die oben besprochenen Zyklusunregelmäßigkeiten und Aborte von Frauen einer definierten Vergleichsgruppe werden nicht erhoben.

An dieser Stelle sei es erlaubt, ungewöhnliche Überlegungen anzustellen. Es ist bekannt, daß die Zahl der sterilen Ehen in der Bundesrepublik Deutschland zunimmt. Überwiegend wird dieses Phänomen auf eine ungewollte Zunahme der Unfruchtbarkeit der Frau (weniger auf die des Mannes) zurückgeführt. Ist es möglich, daß die Unfruchtbarkeit der Frau nur eine scheinbare ist? Denkbar wäre, daß eine Vielzahl von exogenen und endogenen Faktoren (einschließlich Pharmaka) gehäuft zu Chromosomenanomalien bzw. zu Mißbildungen führen, die ihrerseits (bei gesteigerter Sensitivität der Mütter) in einen Abort einmünden und so das Phänomen steriler Ehen vortäuschen (entsprechende Hinweise nach Sterilitätsbehandlung SELBMANN et al. 1980; KOLLER 1983).

Epidemiologische Studien, die die Häufigkeit von Mißbildungen messen und deren Abhängigkeit von äußeren oder inneren Einflußfaktoren zu bestimmen suchen, müssen so angelegt sein, daß die Anamnese vermehrungswilliger Partner und deren Generationsfolge berücksichtigt wird. Entscheidend ist, daß gleichzeitig Zyklusanomalien der Frauen wie die Abortraten erfaßt und die abortierten Früchte adäquat untersucht werden.

f) Pharmaka

Die Ovulationsinduktion mit Clomiphene (HARLAP 1976) macht keine nennenswert gesteigerte Mißbildungsrate. Auch Ovulationshemmer (der verschiedenen Zusammensetzungen) scheinen an der Frequenz von Chromosomenanomalien und Mißbildungen nicht beteiligt zu sein (MILLS et al. 1975; DÖRING et al. 1976; KLINGER et al. 1976; HAMMERSTEIN 1978; DÖRING und FRESENIUS 1979; HARLAP und ELDOR 1980). Diesen Mitteilungen steht die Beobachtung von CZEIZEL (1980) gegenüber, der ein bestimmtes Dysmelie-Syndrom nach Gebrauch von Ovulationshemmern gehäuft beobachtete.

HERBST et al. berichteten 1971 von einer jungen Frau, die an einem *Klarzelladenocarcinom* der Vagina erkrankt war. Die Mutter hatte Diäthylstilboestrol in der Schwangerschaft zur Behandlung eines habituellen Abortes erhalten. Vorausgegangen war eine Beschreibung von HERBST und SCULLY (1970), in der die Autoren mehrere Fälle dieser Art, jedoch ohne auf die mögliche Ätiologie einzugehen, beschreiben. Zwischenzeitlich wurde ein Register geschaffen (ULFELDER 1980), in dem mehr als 300 Fälle bekannt sind. Von MILLER (1977) wissen wir, daß diese Substanz wie nur ganz wenige andere (er zählt weitere fünf auf) gleichzeitig carcino- und teratogen ist (KINCH 1979). GILL et al. (1979), JANERICH (1979), JANERICH et al. (1979) und KELSEY (1980) beschreiben den sehr langen Weg der Identifikation des Stilboestrols als Carcinogen und Teratogen bei Kindern beiderlei Geschlechts.

Nicht nur diese hormonartige Substanz kann katastrophale Wirkungen haben. HENDERSON et al. (1979) berichten vom Auftreten eines *Hodenkrebses* nach Therapie der Mutter mit Östrogenen während der Schwangerschaft. Eine ähnliche Mitteilung (über hormonbedingte Embryopathien) stammt von THALHAMMER (1971). Hormonteste jedoch und Ovulationshemmer sind offenbar nicht an der Genese von Mißbildungen bzw. später auftretenden bösartigen Tumoren der Früchte beteiligt (ROTHMAN und LOUIK 1978; JANERICH 1979). HAMMERSTEIN (1978) läßt diese Frage ausdrücklich offen (Literaturzusammenstellung: 248 Schwangerschaften mit Einnahme von Ovulationshemmern; 13 Fälle mit Mißbildungen: dies entspricht einer Rate von 5,2%). Eine umfassende Übersicht mit eingehender Kritik der bisherigen epidemiologischen Studien zum Thema der Teratogenese von Geschlechtshormonen geben SHAPIRO und SLONE (1979).

Von den Psychopharmaka wird insbesondere das Phenothiazin angeschuldigt (RUMEAU-ROUQUETTE et al. 1977). Noch schwieriger zu beurteilen sind die Verhältnisse bei den Antiepileptika. Ist es ein globales Risiko, wobei die Grunderkrankung der Mütter entscheidend ist, oder ist die bis auf das 1,6-fache erhöhte Mißbildungsfrequenz auf das Pharmakon zu beziehen? (vgl. HANSON und SMITH 1976; ANNEGERS et al. 1978; JANZ 1978, 1979; WEATHERHALL et al. 1979; JENNINGS und BIRD 1981).

Ähnliche Argumente werden gegenüber den Antiemetika geäußert, wobei diese jedoch offenbar keinen Mißbildungseffekt aufweisen (MILKOVICH und v.d. BERG 1976). KOLLER (1983) weist jedoch auf vermehrt beobachtete Mißbildungen nach Einnahme von Antidiabetika, Barbituraten und Mineralstoffpräparaten (p $\leq$ 0.05) hin. Die Einnahme von Acetylsalicilsäure (SLONE et al. 1976) ist ohne Effekt auf die Mißbildungsfrequenz (n = 50 282 Geburten).

Bereits 1979 berichteten BALTZAR et al., daß bei Krankenhauspersonal die perinatale Sterblichkeit der Kinder und die Häufigkeit von Mißbildungen erhöht ist. Hier wurden insbesondere Narkotika verantwortlich gemacht (BADEN und SIMMON 1980). Eine umfangreiche und sehr gründliche Studie zu diesem Thema bei amerikanischen Dentisten stammt von COHEN et al. (1980). Hier zeigt sich, daß die Frequenzen der Aborte, Totgeburten und die der Mißbildungen einschließlich die der bösartigen Tumoren bei Dentisten und deren Personal (Ehepartner eingeschlossen) erhöht sind.

Seit der Mitteilung von SHERMAN und HALL (1976) werden orale Antikoagulantien auch bei der Entstehung von Mißbildungen diskutiert. Hierbei scheint dem Warfarin eine besondere Bedeutung zuzukommen (PAULI und HALL 1979: Warfarin-Embryopathie).

Von den Antibiotika wurde Rifampicin in zweifacher Hinsicht angeschuldigt. Einerseits soll es für die Pathogenese von Gerinnungsstörungen des Kindes nach der Geburt verantwortlich sein, wenn die Mutter während der Schwangerschaft Rifampicin bekommen hat (FRAHM 1976). Andererseits berichten STEEN und STAINTON-ELLIS (1977), daß diese Substanz möglicherweise einen teratogenen Effekt besitzt. In einer Übersicht geht WARKANY (1979) auf die Ototoxizität und die Pathogenese von Mißbildungen des Zentralnervensystemes nach Gabe von Tuberkulostatika ein.

1950 wurde in Australien zur Kropf-Prophylaxe die Gabe von Jod eingeführt. Auffälligerweise fand sich kurz darauf ein kurzfristiger Häufigkeitsgipfel von Mißbildungen. Auch in anderem Zusammenhang scheint ein Effekt zwischen Schilddrüsenhormon (bzw. -therapeutika) und Totgeburten einschließlich Mißbildungen zu bestehen (POTTER et al. 1979).

Es bleibt offen, ob hier ein Zusammenhang anzunehmen ist. In der Übersicht von SMITHELLS (1976) werden noch weitere Substanzen angeführt (Lysergsäure, gebleichte Kartoffeln, weiches Wasser). Auch hier sind Zusammenhänge zumindest fraglich.

Angesichts der nur schwer einzuordnenden Mitteilungen und der überwiegend widersprüchlichen Ergebnisse mag die Untersuchung der Arbeitsgruppe um KULLANDER (KULLANDER et al. 1976) die Diskussion im Hinblick auf mögliche teratogenetische Effekt von Pharmaka bereichern. Die Arbeitsgruppe hat Frauen während der Schwangerschaft (also nicht retrospektiv nach der Geburt) befragt und ihre Gewohnheiten gegenüber der Einnahme von Medikamenten aufgezeichnet. Hierbei ergab sich, daß Verhaltensänderungen in dem vorangegangenen Jahrzehnt nicht bestanden.

Besonders Augenmerk wird auf den möglichen teratogenen Effekt von Cytostatika gerichtet (BLATT et al. 1980). BENDER und YOUNG (1978) kommen zu dem Schluß, daß alkylierende und antimetabolische Substanzen Mißbildungen verursachen können, wohingegen antimitotische Substanzen, Colchicin, Vinblastin und andere offenbar einen geringeren teratogenen Effekt aufweisen (Tabelle 7). SCHAFER (1981) berichtet von zwei Fällen (einer mit, ein anderer ohne Mißbildungen) nach Leukämiebehandlung. Die überwiegende Mehrzahl der Studien jedoch stellt fest, daß ein (wesentlich) *erhöhtes Mißbildungsrisiko nach Tumorchemotherapie offenbar nicht besteht* (ROSS 1976; HOLMES und HOLMES 1978; D'ANGIO 1978; BLATT et al. 1980 sowie — als Kasuistik — BARKHAN und EVANS 1976; anderslautende Kasuistik: STEPHENS et al. 1980; WAGNER et al. 1980).

Tabelle 7. Cytostatica in der Schwangerschaft (BENDER und YOUNG 1978). Die Angaben sind unvollständig, daher sind manche Zahlen widersprüchlich

Substanz	Trimester	Zahl der Schwanger-schaften	Aborte	Kindliche Mißbildungen	Normale Kinder
Aminopterin	I	53	32	11	?
	II, III	3	0	0	3
Amethopterin	I	1	0	1	0
	II, III	5	0	0	6 (Zwillinge)
6-Mercaptopurine	I	20	8	1	8
	II, III	28	2	26	25
Nitrogen Mustard	I	11	3	0	7
Thiotepa	III	1	0	0	1
Clorambucil	I	2	2	?	0
Cyclophosphamid	I	2	1	0	1
	II, III	2	0	2	2
Busulphan	I	22	2	2	10
	II, III	10	0	1	10
Colchicin	I	16	2	0	14
Urethan	?	8	0	0	7
Steroide	?	12	4	0	6
Vinblastin	?	5	0	0	5
Procarbazin	I	1	0	0	1

Sind in der ersten Generation nach Gabe von Cytostatika Mißbildungen nicht aufgetreten, so bedeutet dies nicht, daß nicht doch möglicherweise ein genetischer Defekt gesetzt wurde (Abb. 44, s. S. 90). Dieser kann in gleicher Weise die Keimzelle des Vaters als auch der Mutter betreffen. *Diese* Bilianz wird erst nach mehreren Generationen aufgemacht.

g) Möglichkeiten der Identifikation pathogenetisch wirksamer Mißbildungsfaktoren

Bereits 1963 hat PLIESS darauf aufmerksam gemacht, daß die Häufigkeitszahlen von Mißbildungen überwiegend auf Schätzungen beruhen. Wie unsicher die Diagnostik von Mißbildungen ist, belegt eine neuere Untersuchung von LAURSEN (1980). Der Autor hat 5 249 Kinder mit Herz-Mißbildungen in Dänemark verfolgt und berichtet, daß innerhalb des ersten Lebensmonats in nur 36%, innerhalb des ersten Lebensjahres in 63% der Kinder mit Herz-Mißbildungen die entsprechende Diagnose gestellt wurde.

Die Unsicherheiten bezüglich der Aussage eines statistischen Erhebungssystemes (z. B. Register, Todesursachenstatistik, Geburtenstatistik oder ähnliches) betragen möglicherweise einige 100%. Hierbei bleibt immer noch die Frage offen, was bei möglichen exogenen Einflüssen in der Teratogenese eigentlich *Zähleinheit* (JENSH 1976) ist, die Mißbildung(en), das Kind, die Schwangerschaft oder die Mutter? Schwierigkeiten und Unstimmigkeiten bei der Anlage und auch bei der Interpretation von Studien begegnen wiederholt (vgl. LECK 1978, der eine Studie von GRANROTH 1978 kritisiert; HOLMBERG 1979, der noch im gleichen Jahr eine andere Interpretation seiner Ergebnisse bringt; HOLMBERG und HERNBERG 1979).

Die *Identifizierung eines Teratogenes* ist von der ersten Äußerung des Verdachtes bis zum zunächst experimentellen, dann klinischen (direkten oder indirekten) Beweis ein schwerer Weg (RUMLER 1965; OAKLEY 1978). BECKER (1974) und BRENT (1974) diskutieren die Problematik der Tierversuche und stellen fest, daß experimentelle Studien grundsätzlich nicht auf die Verhältnisse des Menschen übertragbar sind. Von Species zu Species seien große Unterschiede vorhanden, die teratogenetische Determinationsperiode sei überwiegend nicht vergleichbar, auch bezüglich der Embryogenese einiger Versuchstiere herrschten noch zu große Wissenslücken.

Stellt man diese Aussagen dem grundsätzlichen (und sehr formalen) Modell der Arbeitsgruppe um STEIN (1975) gegenüber, so bleiben Zweifel an
- einer zutreffenden Erhebung,
- einer Zuordnung von Frequenzunterschieden zu äußeren Einflußfaktoren,
- einer Identifikation möglicher teratogener Substanzen über den Weg traditionell geplanter epidemiologischer Studien

bestehen. Methodisch gesehen bedeuten die Katastrophe von Seveso (BISANTI et al. 1980) und die Studie „Schwangerschaftsverlauf und Kindesentwicklung" (KOLLER 1983) allerdings eine Stütze der bisherigen Bemühungen, teratogenetische Zusammenhänge auch über möglichst differenzierte epidemiologische Erhebungsinstrumente aufzudecken.

5. Erbliche Krankheiten, Krebs (ohne Inborn errors of metabolism)

Es sind eine ganze Reihe genetisch-bedingter geastroenterologischer Erkrankungen bekannt (Übersicht bei PETER und STROHMEYER 1976). Eine auffällig große Zahl von Trägern erblicher Syndrome erwirbt im Laufe des Lebens einen bösartigen Tumor (Übersicht bei GUTJAHR 1978). Im Obduktionsgut allerdings finden sich Chromosomenanomalien nur in etwa 5,6% der Fälle (MACHIN 1975).

Zahlreiche Arbeiten beschäftigen sich mit dem Problem der Koinzidenz von Mißbildungen (einschließlich Chromosomenanomalien, Syndromen) und bösartigen Tumoren (Abb. 44, s. S. 90 und 45, s. S. 91). DIPAOLO und KOTIN (1966) weisen auf die *gemeinsamen Wurzeln von Teratogenese und Onkogenese* hin. Eine umfangreiche Studie haben FRAUMENI et al. (1968) vorgelegt. Sie beschreiben Fälle von primären Leberzellcarcinomen im Kindesalter (n = 282). Syndrome, die die Epidermis betreffen und gleichzeitig mit bösartigen Tumoren einhergehen, finden sich in einer Zusammenstellung von LYNCH (1969).

Die Incontinentia pigmenti ist ein echtes präcanceröses Syndrom (CARNEY 1976). Die Frage, ob Chromosomenanomalien pathogenetisch an der Tumorentstehung beteiligt sind oder nur einen Indikator darstellen, ist nicht entschieden (ZANKL und ZANG 1978). MILLER (1980) macht auf einen Umstand aufmerksam, der gerne übersehen wird. Wenn HARRIS et al. (1980) meinen, daß die Suszeptibilität zum Erwerb einer Krebserkrankung genetisch fixiert ist, so ist doch auffällig, daß dies immer nur bestimmte Lokalisationen betrifft. Aus diesem Gedanken leitet KOLATA (1980 a, b) die Forderung ab, bestimmte Expositionen nur solchen Menschen zuzumuten, die für die Entwicklung einer entsprechenden Erkrankung eine Disposition *nicht* aufweisen.

Es wurde bereits darauf hingewiesen, daß bei einzelnen Syndromen vermehrt Tumoren zur Beobachtung kommen. Eine Zusammenstellung stammt von BARTRAM und RÜDIGER (1978). Interessant ist der Hinweis von KOLATA (1980 a), daß Wilms'-Tumoren auf Chromosomendefekte zurückzuführen seien. Nach HENDERSON et al. (1979) sind für die Pathogenese des Hodenkrebses drei Faktoren (in der Reihenfolge ihrer Bedeutung) anzuschuldigen:
1. Maldescensus testis;
2. die Gabe von Östrogenen während der Schwangerschaft;
3. Nausea während der Schwangerschaft.

Aufschlüsse über diesen Fragenkomplex erhofft man sich vom Zentralen Tumorregister der Gesellschaft für Pädiatrische Onkologie (HARMS et al. 1980).

IV. Eigene Untersuchungen

1. Material und Methode

Das der hier vorgelegten Studie zugrunde liegende Material stammt aus dem Obduktionsgut des Pathologischen Institutes der Universität Heidelberg (1841 bis 1981; n = 77503; Tabelle 8). Enthalten sind 3729 Fälle (= 4,8%) mit Mißbil-

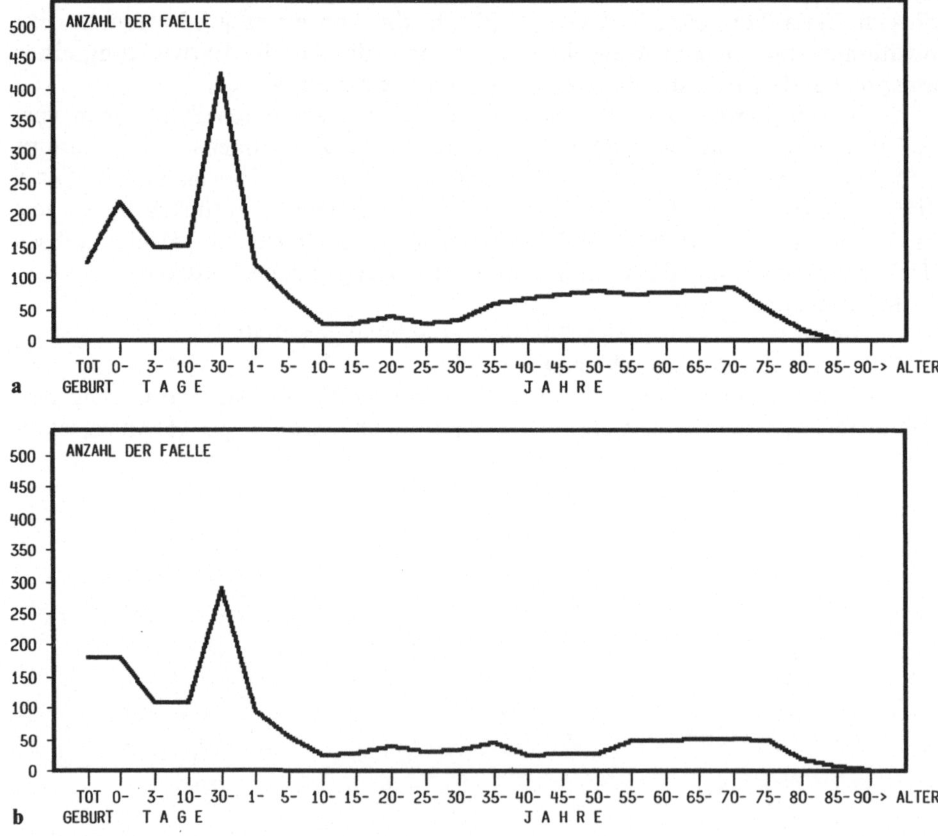

Abb. 6a, b. Altersverteilung der Mißbildungen im Obduktionsgut des Pathologischen Institutes Heidelberg 1841–1981; n = 77503. Aufgetragen sind die Beobachtungswerte für Männer (**a:** $n_1 = 2093$) und für Frauen (**b:** $n_2 = 1636$)

Tabelle 8. Sektionsziffern des Pathologischen Institutes Heidelberg (1841–1981) nach Geschlecht und Zahl der Fälle mit Mißbildungen (absolut und in Prozent). Nicht aufgeführt: Fälle ohne Geschlechtsangabe; eingeschlossen: Fälle ohne Altersangabe. Fehlende Angaben führen zu Differenzen (z. B. Abb. 6 und 7)

| Jahr | Männer | | | Frauen | | |
| | gesamt | Mißbildungen | | gesamt | Mißbildungen | |
		absolut	%		absolut	%
1841	6	0	—	1	0	—
1842	4	0	—	1	0	—
1843	0	0	—	0	0	—
1844	0	0	—	0	0	—
1845	0	0	—	0	0	—
1846	0	0	—	0	0	—
1847	2	0	—	2	0	—
1848	0	0	—	0	0	—
1849	0	0	—	0	0	—
1850	0	0	—	0	0	—
1851	0	0	—	0	0	—
1852	2	0	—	1	0	—
1853	27	0	—	12	1	8,3
1854	14	0	—	19	0	—
1855	19	0	—	13	0	—
1856	9	0	—	4	0	—
1857	9	0	—	1	0	—
1858	0	0	—	0	0	—
1859	14	0	—	13	0	—
1860	29	0	—	17	2	11,7
1861	38	1	2,6	8	0	—
1862	28	0	—	17	0	—
1863	33	0	—	20	1	5,0
1864	25	0	—	18	0	—
1865	22	0	—	31	2	6,4
1866	32	0	—	30	0	—
1867	59	0	—	41	0	—
1868	52	0	—	21	0	—
1869	53	0	—	28	0	—
1870	155	0	—	32	1	3,1
1871	95	2	2,1	35	0	—
1872	58	1	1,7	31	0	—
1873	52	0	—	29	1	3,4
1874	40	0	—	23	0	—
1875	68	0	—	36	1	2,7
1876	68	1	1,4	33	0	—
1877	73	0	—	42	0	—
1878	82	0	—	51	0	—
1879	86	0	—	49	0	—
1880	83	0	—	59	0	—
1881	107	0	—	54	1	1,8
1882	93	1	1,0	65	0	—
1883	112	1	0,8	64	1	1,5
1884	114	0	—	52	0	—
1885	118	0	—	73	1	1,3

Tabelle 8. (Fortsetzung)

Jahr	Männer			Frauen		
	gesamt	Mißbildungen		gesamt	Mißbildungen	
		absolut	%		absolut	%
1886	121	1	0,8	75	2	2,6
1887	122	2	1,6	79	1	1,2
1888	127	0	—	97	1	1,0
1889	137	4	2,9	83	2	2,4
1890	127	3	2,3	82	1	1,2
1891	103	1	0,9	88	0	—
1892	136	1	0,7	85	4	4,7
1893	123	3	2,4	94	2	2,1
1894	132	9	6,8	95	6	6,3
1895	135	2	1,4	80	3	3,7
1896	132	3	2,2	99	3	3,0
1897	132	1	0,7	93	4	4,2
1898	154	7	4,5	99	4	4,0
1899	148	0	—	89	0	—
1900	151	7	4,6	109	5	4,5
1901	163	4	2,4	124	3	2,4
1902	167	5	2,9	142	2	1,4
1903	187	4	2,1	124	3	2,4
1904	217	8	3,6	158	3	1,8
1905	223	5	2,2	160	6	3,7
1906	202	4	1,9	158	4	2,5
1907	314	5	2,5	235	8	3,4
1908	263	4	1,5	245	9	3,6
1909	339	11	3,2	296	4	1,3
1910	313	6	1,9	245	5	2,0
1911	318	5	1,5	251	10	3,9
1912	323	9	2,7	261	5	1,9
1913	319	11	3,4	275	7	2,5
1914	380	6	1,5	263	7	2,6
1915	497	10	2,0	323	9	2,7
1916	481	11	2,2	315	1	0,3
1917	555	17	3,0	283	6	2,1
1918	628	11	1,7	339	9	2,6
1919	435	6	1,3	329	1	0,3
1920	402	14	3,4	304	5	1,6
1921	371	12	3,2	308	4	1,2
1922	377	9	2,3	304	9	2,9
1923	175	12	6,8	138	6	4,3
1924	372	17	4,5	288	11	3,8
1925	438	31	7,0	301	12	3,9
1926	426	11	2,5	316	7	2,2
1927	391	17	4,3	325	14	4,3
1928	478	14	2,9	338	16	4,7
1929	539	18	3,3	382	17	4,4
1930	355	7	1,9	302	9	2,9
1931	346	6	1,7	245	10	4,0
1932	386	13	3,3	263	10	3,8
1933	354	8	2,2	220	3	1,3

Tabelle 8. (Fortsetzung)

Jahr	Männer			Frauen		
	gesamt	Mißbildungen		gesamt	Mißbildungen	
		absolut	%		absolut	%
1934	388	12	3,0	258	10	3,8
1935	402	15	3,7	324	10	3,0
1936	447	8	1,7	311	11	3,5
1937	476	10	2,1	334	9	2,6
1938	446	4	0,8	264	7	2,6
1939	443	11	2,4	272	10	3,6
1940	608	6	0,9	260	6	2,3
1941	418	6	1,4	250	7	2,8
1942	660	6	0,9	342	5	1,4
1943	671	9	1,3	368	8	2,1
1944	593	5	0,8	359	3	0,8
1945	932	24	2,5	361	12	3,3
1946	805	42	5,2	607	30	4,9
1947	788	43	5,4	563	25	4,4
1948	634	43	6,7	434	34	7,8
1949	651	60	9,2	452	39	8,6
1950	544	48	8,8	381	37	9,7
1951	599	63	10,5	449	46	10,2
1952	579	81	13,9	422	68	16,1
1953	607	58	9,5	436	58	13,3
1954	686	46	6,7	421	45	10,6
1955	626	60	9,5	401	46	11,4
1956	633	54	8,5	415	45	10,8
1957	598	47	7,8	435	33	7,5
1958	6ß8	62	10,1	373	34	9,1
1959	526	57	10,8	347	24	6,9
1960	503	55	10,9	344	35	10,1
1961	506	16	3,1	246	7	2,8
1962	501	20	3,9	279	19	6,8
1963	588	24	4,0	367	31	8,4
1964	611	34	5,5	391	29	7,4
1965	691	30	4,3	427	25	5,8
1966	692	24	3,4	475	16	3,3
1967	600	33	5,5	406	27	6,6
1968	750	47	6,2	551	34	6,1
1969	698	45	6,4	526	34	6,4
1970	733	36	4,9	515	42	8,1
1971	779	51	6,5	559	52	9,3
1972	741	71	9,5	579	64	11,0
1973	749	60	8,0	536	47	8,7
1974	689	76	11,0	546	43	7,8
1975	718	25	3,4	520	24	4,6
1976	674	32	4,7	462	32	6,9
1977	671	36	5,3	464	25	5,3
1978	565	46	7,0	494	35	7,0
1979	635	30	4,7	422	32	7,5
1980	651	64	9,8	437	48	10,9
1981	622	15	2,4	411	16	3,8

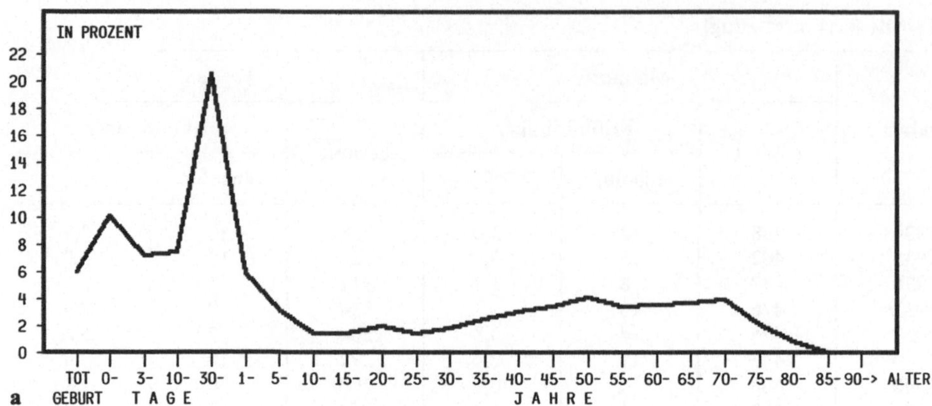

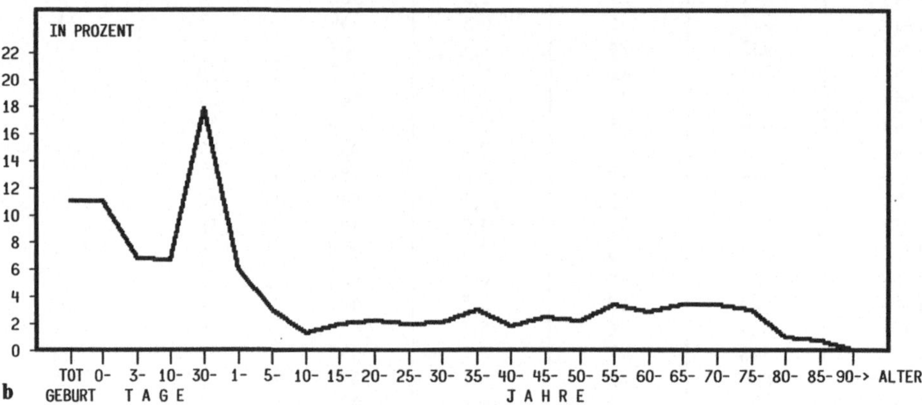

Abb. 7a, b. Altersverteilung von Mißbildungen im Obduktionsgut des Pathologischen Institutes Heidelberg 1841–1981; $n = 77\,503$. Angegeben ist der relative Wert der beobachteten Fälle für Männer (**a**: $n_1 = 2\,093$) und für Frauen (**b**: $n_2 = 1\,636$)

dungen (Männer: $2\,093$; Frauen: $1\,636$). Die Altersverteilung (Abb. 6a,b und 7a,b) zeigt, daß etwa die Hälfte der Fälle bis zu einem Lebensalter von unter einem Jahr obduziert wurde. Innerhalb des ersten Lebensmonates werden fast ebenso viele Kinder mit Mißbildungen obduziert wie im Zeitraum der nachfolgenden 11 Lebensmonate (bis unter ein Jahr). Die Häufigkeit der Mißbildungen nimmt dann bis zum 14. Lebensjahr kontinuierlich ab, sie steigt jedoch (für Männer auffälliger als für Frauen) bis zum 50. bzw. 70. Lebensjahr wieder an. Nach der Pubertät (in den höheren Altersklassen) sind Männer wesentlich häufiger als Frauen betroffen, dieser Sachverhalt trifft auch für Lebendgeborene und Säuglinge bis unter einem Jahr zu. Im Gegensatz hierzu kommen mehr Totgeborene weibliche mißgebildete Kinder zur Beobachtung als männliche.

Für die Jahre 1968 bis 1977 (Gesamtzahl der Fälle: $n = 12\,704$) zeigt die Tabelle der Körpergewichte der perinatal Verstorbenen, daß der Anteil der unter-

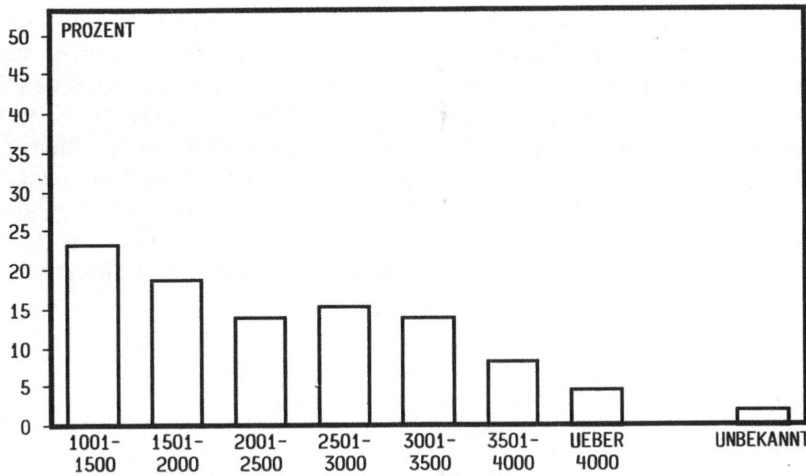

Abb. 8. Obduktionsgut des Pathologischen Institutes Heidelberg 1968–1977 (n = 12704). Körpergewichte der perinatal verstorbenen Kinder (n_1 = 737)

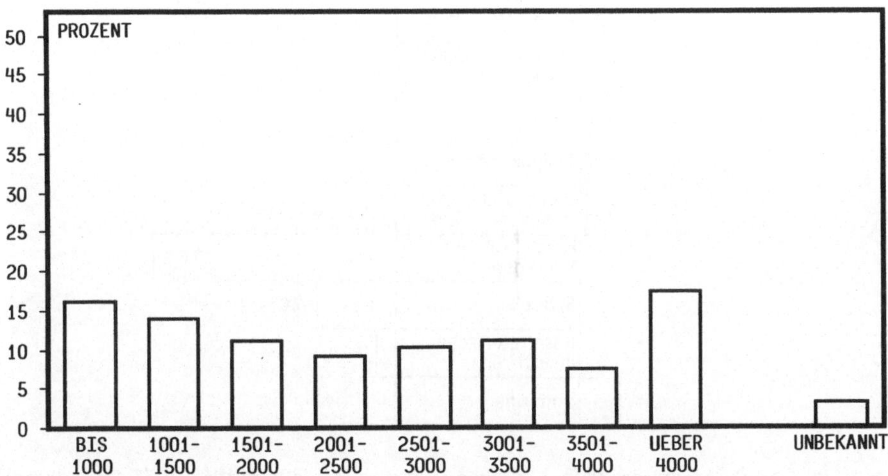

Abb. 9. Obduktionsgut des Pathologischen Institutes Heidelberg 1968–1977 (n = 12704). Körpergewichte der Säuglinge (n_2 = 1458)

gewichtigen Kinder (bis 2000 g) mit über 40% den größten Anteil an der Sterblichkeit ausmacht (Abb. 8). Säuglinge beiderlei Geschlechtes (aus dem gleichen Zeitraum) weisen in über 16% der obduzierten Kinder ein Körpergewicht von unter 1000 g auf (Abb. 9). Dieses Phänomen beeinflußt die Häufigkeitsverteilung von Mißbildungen einzelner Organsysteme (wie für das Herz-Kreislaufsystem belegt wird) nicht. GÜNTHER (1981).

In Abbildung 10 sind 13 Diagnosen als Grundkrankheit und Todesursache für die obduzierten Säuglinge der Jahre 1968 bis 1977 (n = 1458) einander gegenübergestellt. Mißbildungen (ohne solche des Herzens) werden immerhin mit 17% als Grundkrankheit angeführt, zusätzliche weitere 15,6% entfallen auf Herzmißbildungen. Insgesamt wurden bei 32,6% oder knapp einem Drittel der obduzierten Säuglinge Mißbildungen als Grundkrankheit verzeichnet. Diese Angaben stimmen im wesentlichen mit den Mitteilungen anderer größerer Pathologischer Institute überein, was zumindest auf ähnliche bzw. gleichgerichtete Auswahlfaktoren (Selektionsfaktoren, HÖPKER 1970) hindeutet.

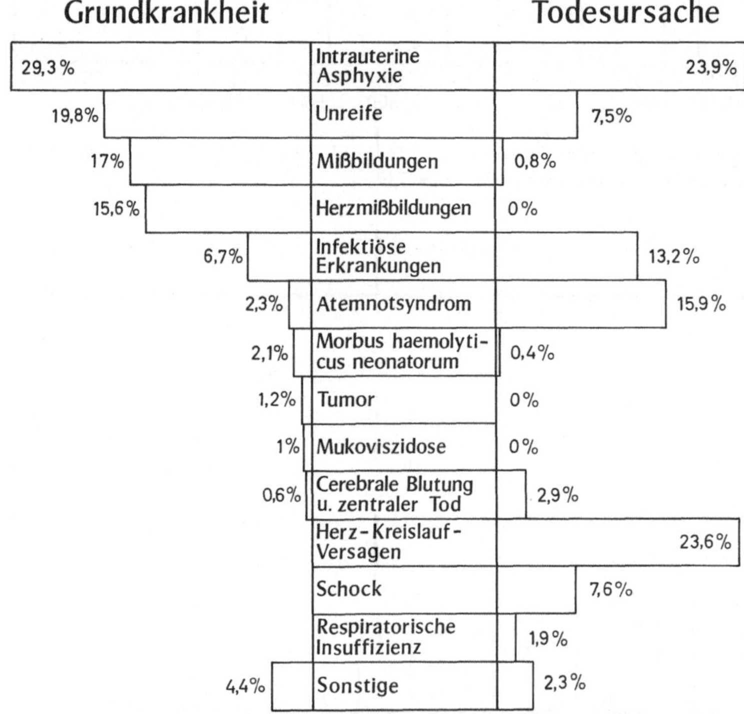

Abb. 10. Obduktionsgut des Pathologischen Institutes Heidelberg 1968–1977. Grundkrankheit und Todesursache perinatal verstorbener Kinder und Säuglinge. Der Anteil der Mißbildungen (einschließlich des Herzens) beträgt 32,6% (GÜNTHER 1981)

Probleme bereitete die Auswahl des Schlüsselsystemes. Die ICD-8 (von 1968) gibt lediglich eine Sammelnummer (756) für Mehrfachmißbildungen an, so mußte ein ausführlicherer Schlüssel benutzt werden. Dieser wurde fortlaufend in sehr differenzierter Form bei der Codierung erstellt, Synonyme und zusammenführbare Begriffe wurden nachträglich vereint. In seiner endgültigen Form weist der Schlüssel der Mißbildungen 292 Positionen auf. Diese wiederum wurden in 11 Organsystemen zusammengefaßt:

Uropoetisches System
Herz-Kreislaufsystem
Magen-Darm-System
Organe des Abdomens
Genital-System
Respiratorisches System
Zentralnervensystem
Endokrines System
Gesichtsschädel
Extremitäten
Skelettsystem
Syndrome

Ein Vergleich der Diagnosen mit den Schlüsselpositionen der ICD-8 (1968), der Klassifikation nach WEATHERALL und HASKEY (1976) bringt eine nahezu komplette Übereinstimmung mit den von KOLLER (1983) als „schwer" eingestuften Mißbildungen. Mißbildungen innerer Organe sind in diesen Aufstellungen allerdings unterrepräsentiert. Insofern sie innere Organe betreffen, sind sie jedoch ausnahmslos als „schwer" (im Sinne KOLLER's) einzuordnen. Umgekehrt: Ein Teil der „schweren Mißbildungen" wird nach gegenwärtig geläufigem patho-anatomischem Verständnis nicht in diese Rubrik fallen — wenn eine solche Diagnose überhaupt gestellt wird (Beispiel: dreigliedriger Daumen). Mit gewissen — wenn auch nicht schwerwiegenden — terminologischen Verschiedenheiten ist zu rechnen.

Aus formal-logischen Gründen kann eine Zusammenfassung zu Ober- und Sammelbegriffen angezeigt sein. Mittels symbolischer Logik vermögen MOORE und HUTCHINS (1981) Assoziationen der Herzmißbildungen (n = 148) untereinander darzustellen und pathogenetisch abzuleiten.

Inhaltlich jedoch ist die Zusammenfassung von Mißbildungen zu Oberbegriffen (Organsystemen) nicht unproblematisch. Die von CHRISTIANSEN (1975) und SMITH (1979) angegebenen Abgrenzungen sind (bei retrospektiver Auswertung) nicht anwendbar. Auch können grundsätzliche Einwände (angesichts der sehr weitgehenden Forderungen) gemacht werden.

Mißbildungssyndrome sind bei der Auswertung des hier vorgelegten Materials nicht berücksichtigt worden. Die Diagnosen (gruppiert nach Organsystemen) beschreiben Malformationen, Deformationen und Anomalien — mit der Ausnahme, daß Kombinationen mit definierten Syndromen, sofern sie mit diesen als zusammengehörig angesehen werden, nicht enthalten sind.

Eine wichtige Rolle spielt die Frage der Bedeutung der Mißbildung für den Träger. Ist eine Anomalie (nach der Definition von ECKES 1977) im Rahmen einer solchen Auswertung einer Mißbildung als „gleichwertig" gegenüberzustellen? Dagegen spricht sicher das Argument, daß Extremvarianten und „harmlose" Formabweichungen zu Scheinassoziationen führen können bzw. diese echte Mißbildungskorrelationen zu verdecken vermögen. Eine Reihe von Gründen spricht indessen für ein solches Vorgehen:

1. Die Pathogenese eines Defektes ist von seiner Bedeutung für den Träger unabhängig.

2. Somit läßt das Ausmaß eines Defektes zunächst Rückschlüsse auf seine Entstehungsweise bzw. auslösende Ursache nicht zu (Beispiel: Lippen-Kiefer-Gaumenspalten).
3. Die Konsequenz: Das mögliche Ausmaß der Selektivität der Mißbildung in der Evolution ist von der Pathogenese unabhängig.
4. Die Bewertung von Mißbildungen in „klein" und „groß" ist inkonsistent (abhängig vom Wissensstand und den jeweiligen therapeutischen Möglichkeiten).
5. Angesichts des Zieles, pathogenetische Zusammenhänge sichtbar zu machen, hat jede Auswahl und damit gezielte Einengung des Untersuchungsgutes zu unterbleiben.

Allerdings sind zusätzliche Mängel zu berücksichtigen. Je bedeutungsloser ein Defekt für den Träger ist und je geringer seine morphologische Auffälligkeit bzw. Grad der Normabweichung ist, desto größer sind die Chancen, daß der Befund in der Diagnostik unberücksichtigt bleibt. Hinzu kommen definitorische Probleme („Normabweichung"; GROSS und WICHMANN 1979), Schwierigkeiten der terminologischen Abgrenzung (diese sehr stark vom zeitbedingten Wissensstand abhängig), nicht zuletzt willkürliche Grenzziehungen bei der Bildung der Oberbegriffe selbst.

Als ein Beispiel sei die OPPENHEIM'-Krankheit angeführt. HERMANN OPPENHEIM beschrieb 1900 eine „allgemeine und lokalisierte Atonie ...". Zwischenzeitlich ist die Myatonia congenita (OPPENHEIM) in eine Reihe differenzierter Krankheitsbilder des Formenkreises der Myopathie-Syndrome zergliedert worden, der ursprüngliche Begriff ist überflüssig, ja irreführend (LEIBER und OLBRICH 1981).

Die große Zeitspanne der Erhebung (1841 bis 1981) ist nur auf den ersten Blick nachteilig. etwa ⅔ des Untersuchungsgutes wurde nach 1930, weit mehr als 9/10 nach 1900 obduziert und protokolliert. Angesichts der Auswertungsfragen („schwere Mißbildungen") und der ungewöhnlich guten Erhebung (HÖPKER 1976) scheint eine Gesamtauswertung gerechtfertigt.

Die Vorzüge einer Sektionsstatistik liegen nicht in der Verallgemeinerungswürdigkeit im epidemiologischen Sinne. Ihre Vorzüge (insbesondere gegenüber der klinischen Diagnostik) sind in einer seit Generationen konstanten Sektionstechnik und routinemäßig ablaufenden Befunderhebung zu sehen. Selbstverständlich ist diese nicht für alle Untersucher (und sicherlich nicht im Fortgang der Jahre) gleichgut. Wie die hier vorgelegten Validitätsuntersuchungen zeigen, ist jedoch eine um Größenordnungen geringere Variabilität für die Qualität der Befunderhebung im Obduktionssaal anzunehmen.

PFLANZ (1973) hat zuletzt auf diesen Sachverhalt aufmerksam gemacht. Formal läßt sich zeigen, daß diagnostische Fehlklassifikationen tatsächlich vorhandene Unterschiede zwischen Verstorbenen mit einer bestimmten Krankheit gegenüber den Kontrollfällen verringern, nicht aber verstärken bzw. (fälschlicherweise) „erzeugen". Voraussetzung ist, daß der Klassifikationsfehler nur auf der Seite der abhängigen oder der unabhängigen Variablen auftritt. Auch dann, wenn ein solcher Klassifikationsfehler nicht quantifiziert werden kann, führt er niemals dazu, daß die errechneten Differenzen größer sind als die tatsächlichen (unter Berücksichtigung des diagnostischen Zuordnungsfehlers).

2. Validität der ärztlichen Diagnostik

Die Validitätsprüfung ist durch eine organisatorische Besonderheit am Universitätsklinikum Heidelberg möglich. Die Ausstellung der ärztlichen Sterbebescheinigung erfolgt zentral für das gesamte Klinikum durch das Pathologische Institut. Die Verpflichtung der Kliniken, die wichtigsten klinischen Diagnosen auf dem Begleitschein zu verzeichnen, ist eine rechtswirksame Forderung.

Diese Angaben stellen eine Obermenge dar gegenüber den auf der ärztlichen Sterbebescheinigung einzutragenden Diagnosen. Die Sterbebescheinigungen sind (aus gesetzlichen Gründen) nicht einsehbar, die Angaben auf dem Begleitschein werden stattdessen dem Sektionsergebnis gegenübergestellt. Was sagen die Zahlen aus?

1. Die Validitätsprüfung erfaßt die gesamte Fehlerbreite klinischer Diagnostik (von der echten Fehlinterpretation erhobener Befunde bis hin zu Nachlässigkeiten in der Dokumentation und Schlampereien);
2. mit diesen Angaben ist das Ausmaß des Fehlers der amtlichen Todesursachenstatistik abschätzbar.

Die Reliabilität oder Zuverlässigkeit eines Erhebungsinstrumentes wird mit der Prozentzahl der Abweichungen angegeben, welche die Ergebnisse der Erhebung (klinisch bzw. pathoanatomisch) zeigen (Tabelle 9). Als Maßzahlen (Tabelle 10) werden benutzt (jeweils in von Hundert normiert; vgl. SCHAEFER und BLOHMKE 1972; PFLANZ 1973):

1. Sensitivität
Wie vollständig werden die tatsächlich Erkrankten erfaßt?

2. Spezifität
Wie ausschließlich hat die Methode die tatsächlich Erkrankten erfaßt?

3. Positive Korrektheit
Wieviele positive bewertete Fälle sind tatsächlich Träger der Krankheit?

4. Negative Korrektheit
Wieviele als normal bewertete Fälle weisen tatsächlich die Krankheit nicht auf?

Unterstellt wird, daß Unsicherheiten in der morphologischen Befunderhebung (anläßlich der Autopsie) nicht bestehen: Bezugsgröße ist die pathoanatomische Diagnose.

Für die Validitätsprüfung wurde ein Teil des Gesamtmateriales ausgewählt (1974 bis 1978; $n_1 = 9\,938$). Es zeigt für die Diagnosengruppen der verschiedenen Organsysteme (einschließlich Syndrome) eine nur geringe Übereinstimmung (Abb. 11a). Die Übereinstimmung von klinischer und pathoanatomischer Diagnose beträgt für das Herz-Kreislaufsystem 43%, für das Zentralnervensystem 32,7%, für die Syndrome 29,4%, für die Diagnosen des Magen-Darm-Systemes 27,6%, für den Gesichtsschädel 17,3%, für Extremitäten und Skelettsystem 11,1%, für das respiratorische System 5,5%, für die Organe des Abdomens 3,5%, für das uropoetische System 2,2%, für das Genitalsystem 2% und für das endokrine System 0%. Abbildung 11b gibt die falsch-negativen Diagnosen an.

Tabelle 9. Validität der klinischen Diagnostik. In den Spalten (1) bis (5) sind die jeweiligen Vierfeldertafeln der klinisch- bzw. pathoanatomisch oder klinisch und pathoanatomisch-positiven bzw. negativen diagnostischen Befunde aufgeführt. Die Prüfmaße für die Validität finden sich in den Spalten (6) bis (11). Die in den Zeilen aufgeführten Organsysteme enthalten (wegen der kleinen Zellenbesetzung) zusammengefaßte Diagnosen

	Diagnostik				Klin. +	$FN = \dfrac{b \cdot 100}{a+b}$	$FP = \dfrac{c \cdot 100}{c+d}$	$SE = \dfrac{a \cdot 100}{a+b}$	$SP = \dfrac{d \cdot 100}{c+d}$	$PK = \dfrac{a \cdot 100}{a+c}$	$NK = \dfrac{d \cdot 100}{d+b}$
	Klinisch		Path.-anat.		path.-anat.	falsch-negativ	falsch-positiv	Sensitivität	Spezifität	positive Korrektheit	negative Korrektheit
	−	+	−	+	+	%	%	%	%	%	%
	(1)	(2)	(3)	(4)	(5)	(6)	(7)	(8)	(9)	(10)	(11)
Kreislaufsystem:											
Herz	6032	231	6046	217	107	51	54	49	98	46	98
Gefäße	6249	14	6113	150	3	98	79	2	100	21	98
Atmungssystem											
Lunge	6092	21	6088	25	2	92	90	8	100	10	100
Obere Atemwege	6262	1	6259	4	1	75	—	25	100	100	100
Zwerchfell	6261	2	6247	16	2	88	—	13	100	100	100
Verdauungssystem											
Mundhöhle (einschl. Zunge, Lippen)	6258	5	6263	26	4	85	20	15	100	80	100
Schlund, Speiseröhre	6255	8	6249	9	3	67	63	33	100	38	100
Magen, Darm (ohne Meckel'-Divertikel)	6246	17	6236	27	11	59	35	41	100	65	100
Rektum, Anus	6259	4	6157	6	4 ·	33	—	67	100	100	100
Leber, Gallesystem	6263	0	6246	17	0	100	—	—	100	—	100
Harn- und Geschlechtsorgane											
Niere und Harnsystem	6254	9	6137	126	4	97	56	3	100	44	98
männl. Geschlechtsorgane	6261	2	6249	13	1	92	50	8	100	50	100
weibl. Geschlechtsorgane	6262	1	6250	12	0	100	100	—	100	—	100
Nerven- und Sinnessystem											
Zentralnervensystem	6229	34	6152	111	20	82	41	18	100	59	99
Auge, Ohr	6252	11	6251	12	5	58	55	42	100	45	100
Stützgewebe											
Skelettsystem	6243	20	6167	96	12	88	40	13	100	60	99
Kiefersystem	6249	14	6225	38	11	71	21	29	100	79	100

Tabelle 10. Definition und Terminologie der benutzten Prüfmaße. Beachte die jeweils abweichende Bezugsgröße (Nenner!)

		Klinische Diagnose		
		+	−	
Patho- anatomische	+	a	b	a + b
Diagnose	−	c	d	c + d
		a + c	b + d	a + b + c + d

$$\text{Sensitivität (SE)} = \frac{a \cdot 100}{a+b} \ (\%)$$

$$\text{Spezifität (SP)} = \frac{d \cdot 100}{c+d} \ (\%)$$

$$\text{Positive Korrektheit (PK)} = \frac{a \cdot 100}{a+c} \ (\%)$$

$$\text{Negative Korrektheit (NK)} = \frac{d \cdot 100}{d+b} \ (\%)$$

$$\text{Falsch-negative Diagnosen (FN)} = \frac{b \cdot 100}{a+b} \ (\%)$$

$$\text{Falsch-positive Diagnosen (FP)} = \frac{c \cdot 100}{c+d} \ (\%)$$

Diese erstaunlich geringe Übereinstimmung hat Zweifel aufkommen lassen darüber, ob eine Auswertung auch eines Teiles der Fälle (über einen Zeitraum von 5 Jahren) mit einer solchen Fragestellung zulässig ist. Während dieses Zeitraumes sind die äußeren Erhebungsbedingungen (insbesondere die jeweilige Leitung der Kliniken und Institute) konstant geblieben.

Es ist demnach davon auszugehen, daß — im wesentlichen unabhängig vom Lebensalter der Verstorbenen — etwa ¾ aller Mißbildungen klinisch nicht erkannt werden. Hierbei ist zu berücksichtigen, daß die auffallend hohe Aufklärungsquote von Herzmißbildungen auf besondere örtliche Gegebenheiten in Heidelberg zurückzuführen ist (Pädiatrisches und Chirurgisches Herzzentrum). Doch ist dieser hohe Wert für die Krankheitsgruppe der Herzmißbildungen nicht ungewöhnlich (LEGERLOTZ und MENKHAUS 1969; LAURSEN 1976, 1980). Um so erstaunlicher ist, daß in der Münchner Perinatal-Studie (1975–1977) weder diese leicht erkennbaren Mißbildungen noch Mißbildungen überhaupt und auch Sektionen hatten Berücksichtigung nicht finden können (SELBMANN et al. 1980). Wert und Aussagefähigkeit der Studie sind *grundsätzlich* in Frage gestellt.

Eine Validitätsprüfung dieser Art ist sicher problematisch, hinter den Ergebnissen verbergen sich eine Vielzahl organisatorischer und auch struktureller Effekte. Einige wenige sollen diskutiert werden:

1. Per definitionem bezieht sich die Validitätsprüfung auf *eine* Methode, die einer Bezugserhebung gegenübergestellt wird (hier: Sektionsbefund). Hier

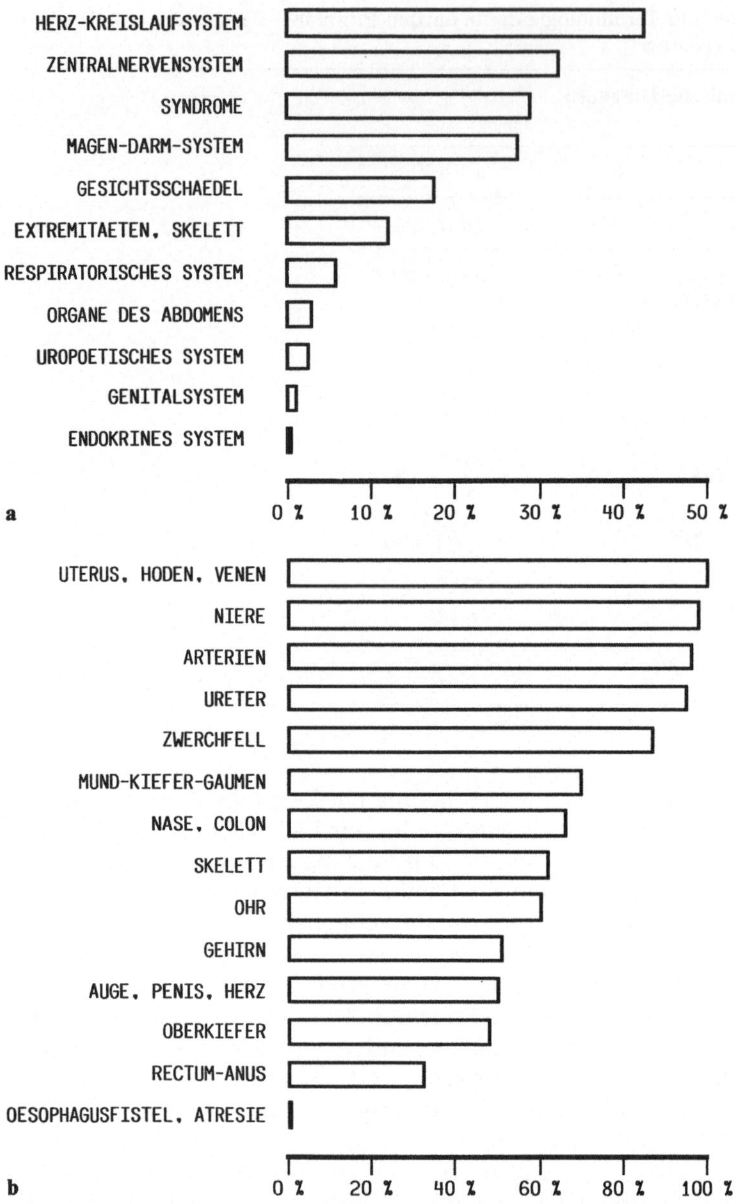

Abb. 11a, b. Validität der klinischen Diagnose für Mißbildungen. Pathologisches Institut Heidelberg 1974–1978 (n=6263). **(a)** Anteil der übereinstimmenden Diagnosen in Prozent; **(b)** Falsch-negative Diagnosen in Prozent. Jeweils gegliedert nach Organsystemen

jedoch ist eine Vielzahl von klinischen Untersuchungsmethoden mit ganz unterschiedlicher Indikationsstellung gegeben.

2. Jede der klinischen Methoden erstreckt sich auf ein Teilkollektiv, die Teilmenge der falsch-negativen Diagnosen enthält Fälle, die mit dieser Methode

nicht konfrontiert wurden, aber auch solche, bei denen eine Anwendung nicht zur Diskussion stand (von den echten Befundfehlinterpretationen abgesehen). *Wir meinen, daß diese Fälle in die Gruppe der Fehler miteinzubeziehen sind, will man einen wesentlichen Teil der diagnostischen Entscheidung nicht dem Pförtner der Klinik übertragen.*

3. Das patho-anatomische Kollektiv besteht aus Verstorbenen, die diagnostisch-klinischen Maßnahmen betreffen Lebende. Eine besondere Auswahl durch die Indikation (Therapierelevanz) ist zu unterstellen.

4. Für die Validitätsprüfung wurden mehrere andere Wege der Auswertung beschritten. So wurde versucht, die Maßzahlen auf unterschiedliche Populationen (und nicht auf den „Rest der Stichprobe") zu beziehen. Als Beispiele seien genannt:
   - Angehörige verschiedener Kliniken;
   - Lebensalter in Stunden bzw. Tagen (bei Neugeborenen);
   - Gastationsalter;
   - Sterbedezenium.

Die Ergebnisse waren schwer (manche nicht) interpretierbar. Da für jede Diagnose eine andere Bezugsgröße (Nenner) gewählt werden mußte, war Vergleichbarkeit nicht mehr gegeben. Der Ansatz wurde verworfen.

3. Assoziationen

Die Auswertung für die verschiedenen Organsysteme geht jeweils von der Alters- und Geschlechtsverteilung aus, es schließt sich eine *Korrelationsstatistik* an. Getestet wird die Kombination von Erkrankungen der Organsysteme, wobei als Bedingung gilt, daß ein Fall dann als positiv gezählt wird, wenn eine Mißbildung in einem bestimmten Organsystem mit einer beliebigen Mißbildung in einem anderen Organsystem bei dem gleichen Patienten gemeinsam auftritt. Die Bildung von Diagnosen- bzw. Krankheitsgruppen (Oberbegriffen) scheint aus mehreren Gründen indiziert:

1. Die im wesentlichen nicht relevante *Korrelation von Primär- und Sekundärmißbildungen* untereinander wird vermieden;

2. die Frage, ob komplexere *Mißbildungen mit zahlreichen Einzelsymptomen* als eine Mißbildung oder als mehrere Mißbildungen geführt werden, braucht nicht entschieden zu werden (diese Mißbildungen betreffen jeweils ein Organsystem).

3. Bei Betrachtung nur einzelner Mißbildungen innerhalb eines Organsystemes wird die *Zellenbesetzung* auch eines größeren Untersuchungsgutes schnell für eine statistische Interpretation zu klein.

Die nachfolgend untersuchten Assoziationen von Mißbildungen (einschließlich der syndromatischen Interrelationen) sind streng von den nosologischen Entitäten zu trennen, wie sie beispielsweise von SHAFIE und KLIPPEL (1981) zusammengestellt wurden. Hier werden Einzelbefunde daraufhin geprüft, ob sie auffallend häufig, auffallend selten oder innerhalb der statistischen Erwartung gemeinsam auftreten.

a) Herz-Kreislaufsystem

Mißbildungen des Herzkreislaufsystemes sind bis unter einem Jahr der obduzierten Säuglinge besonders häufig (Abb. 12 a, b), der Altersgipfel im Erwachsenenalter liegt bei Männern und Frauen zwischen dem 60. und 70. Lebensjahr. Hier finden sich überwiegend Vorhofseptumdefekte, Ventrikelseptumdefekte und ein offener Ductus arteriosus Botalli. Die Häufigkeit einzelner Mißbildungen ist der Tabelle 11 zu entnehmen.

Für die Interpretation ist zu berücksichtigen, wie groß der Anteil der Frühgeborenen bzw. Aborte an der Gesamtzahl der Kinder mit Mißbildungen des Herz-Kreislaufsystemes ist.

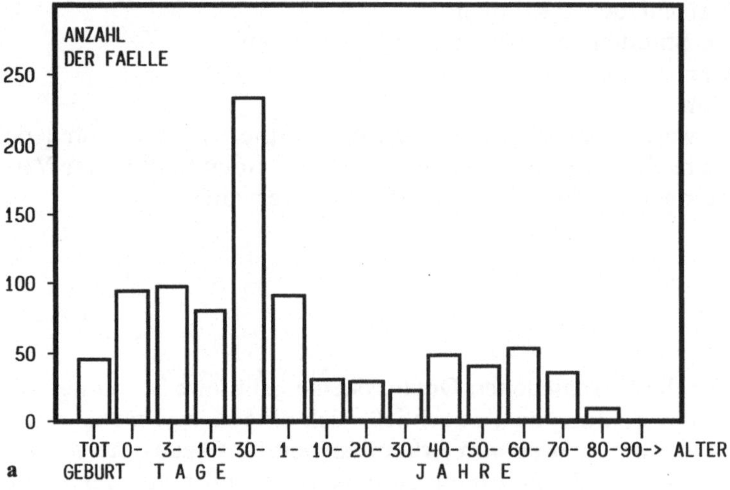

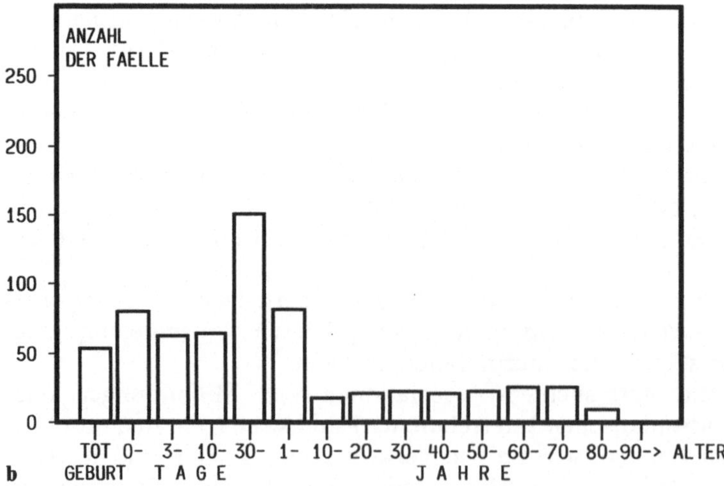

Abb. 12 a, b. Anteil mit Mißbildungen des Herz-Kreislauf-Systemes ($n_1 + n_2 = 1565$) am Obduktionsgut 1841–1981 ($n = 77503$). Männer: $n_1 = 904$ **(a)**; Frauen: $n_2 = 661$ **(b)**

Tabelle 11. Einzelbefunde des Herz-Kreislauf-Systemes in absoluten Ziffern (Mehrfachnennungen möglich)

Herz-Kreislauf-System	Häufigkeit (absolute Ziffern)
Septumdefekte (sämtliche Formen)	490
Offener Ductus arteriosus Botalli	419
Abnormale Gefäßabgänge	208
Transposition	162
Aortenatresie	141
Klappenfehler	137
Verdoppelung von herznahen Gefäßen	110
Fallot'-Tetralogie	67
Pulmonalatresie	58
Cor biloculare, Cor triloculare	53
Agenesie bzw. Hypoplasie des Herzens	47
Fehlen von Gefäßen	45
Fallot'-Pentalogie	43
Hypoplasie eines großen Gefäßes	38
Eisenmenger'-Komplex	33
Truncus arteriosus communis	28
Pseudotruncus arteriosus	22
Lageanomalie des Herzens	20
Fallot'-Trilogie	19
Tricuspidalatresie	13
Single ventricle	12
Angeborene Aneurysmen (ohne intrakranielle)	12
Cossio'-Syndrom	12
Falsche Sehnenfäden	10
Ebstein'-Anomalie	7
Doppelte Ausbildung von Herzteilen	6
Fehlbildungen der Muskulatur (ohne Septumdefekte)	4
Bland-White-Garland'-Syndrom	4
Taussig-Bing'-Komplex	4
Lutembacher'-Syndrom	2
Reizleitungssystemdefekt	2
Taussig-Snellen-Albes-Edwards'-Syndrom	1
Sonstige	33

Die Prüfung der Körpergewichte der Säuglinge mit Herzmißbildungen der Jahre 1968 bis 1977 (Zahl der Herzmißbildungen: $n = 230$) zeigt, daß Säuglinge unter 1500 g Herzmißbildungen nicht aufweisen (Abb. 13; GÜNTHER 1981).

Die Korrelationsstatistik (Abb. 14) hat hochsignifikante jedoch negative Korrelationen zwischen Mißbildungen des Herz-Kreislaufsystemes und denjenigen des uropoetischen Systemes, des Genitalsystemes, des Zentralnerven- und des Skelettsystemes ergeben. Für das weibliche Geschlecht sind außerdem die Korrelationen zwischen dem Herz-Kreislaufsystem und den Organen des Abdomens und dem endokrinen System bzw. den Extremitäten signifikant.

Negative Korrelationen von Mißbildungen untereinander wurden bisher vereinzelt beschrieben, jedoch nicht diskutiert. Oftmals weisen die Daten von

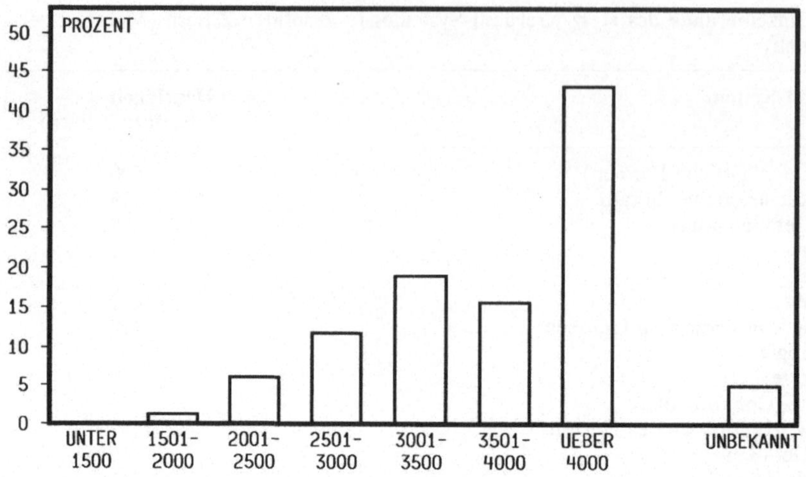

Abb. 13. Körpergewicht der Säuglinge mit Mißbildungen ($n_1 = 230$), Obduktionsgut 1968–1977 ($n = 12\,704$)

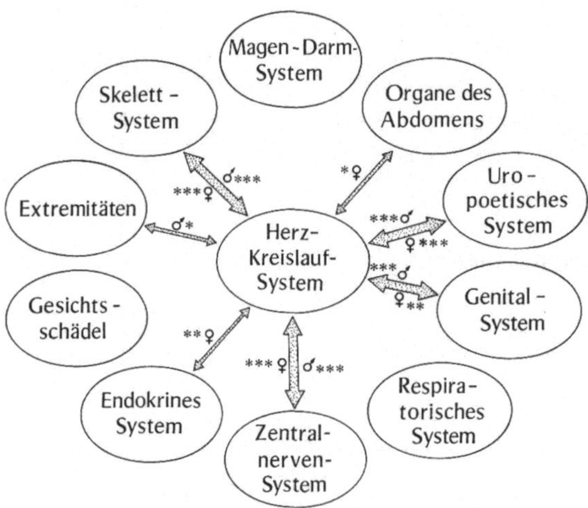

Abb. 14. Assoziationen von Mißbildungen verschiedener Organsysteme. Zeichenerklärung: Schmale Pfeile geben eine signifikante Beziehung für ein Geschlecht, breite Pfeile für beide Geschlechter an. Negative Assoziationen sind punktiert, positive schwarz. Die Sterne kennzeichnen den Grad der Abhängigkeit (* = 5%; ** = 1%; *** = 0,1% jeweils Irrtumswahrscheinlichkeit). Die Symbole werden für die nachfolgenden Abbildungen gleichlautend benutzt

Autoren negative Korrelationen auf, sie werden jedoch als positive signifikante Befunde interpretiert oder bleiben unberücksichtigt.

In der Literatur finden sich reichlich Hinweise und *Häufigkeitsangaben* über Mißbildungen des Herz-Kreislaufsystemes. 1968 hat sich DOERR mit der Pathogenese der Herzscheidewand beschäftigt. Eine ausführliche Sektionsstatistik stammt von KERL (1969) aus dem Pathologischen Institut Graz. Er untersucht im Detail (ohne Kontrollfälle zu berücksichtigen) 530 obduzierte Fälle mit Herzmißbildungen. Von den 2622 Kindern der Untersuchungsgruppe von ALLEN (1968) weisen 7,6% Herzmißbildungen auf. Von diesen verstarben während des ersten Lebensjahres ⅔ der Patienten. Epidemiologischen Charakter weist die Übersicht von SCHWARZ und SCHIECHE (1972) auf. Von den im Landkreis Eisenhüttenstadt beobachteten 13326 Verstorbenen hatten 227 einen angeborenen Herzfehler. Das Untersuchungsgut gründet sich nahezu vollständig auf Sektionen. Hiervon divergieren etwas die Angaben von ADRIAN et al. (1972), die die 1968 in der DDR verstorbenen Säuglinge (in die Auswertung waren 96,7% aller Verstorbenen gelangt) untersuchten. 7,5% der Verstorbenen weisen Mißbildungen des Herzens und der großen Gefäße auf. Für Ungarn werden etwa gleichlautende Zahlenangaben gemacht (MÉSZÁROS 1975).

Kombinationsfälle mit anderen Mißbildungen werden an einem Obduktionsgut von 41484 (des Pathologischen Institutes Wien) von BANKL (1970) herausgearbeitet. Weiterführende statistische Methoden kommen jedoch nicht zur Anwendung. Daß auch Herzmißbildungen (abgesehen von dem Dysmeliesyndrom) lokal gehäuft auftreten können, berichten PANETH et al. 1980 aus New Jersey. Weitere sektionsstatistische Hinweise (mit Abstand die zuverlässigsten dieser Mißbildungsgruppe) verdanken wir SCHULTRICH (1977) aus Leipzig. Die Hinweise stimmen etwa mit denen von ESSCHER et al. (1975) überein, die die Jahre 1961 bis 1970 auswerteten und zu der Feststellung gelangten, daß die Zahl der Herzmißbildungen in der jüngsten Vergangenheit offenbar überschätzt worden war. Leider sind die Hinweise von CAMPBELL (1973) und DICKINSON et al. (1981) ebenso wie die von GRÄVINGHOFF et al. (1975) nicht vergleichbar. Die Arbeitsgruppe um DICKINSON berichtet von 884 Kindern mit Herzmißbildungen aus einer Untersuchungsgruppe von 160480 in Liverpool geborenen Kindern (der Jahre 1960 bis 1969).

Der *Anteil* der Herzmißbildungen an der Gesamtzahl der Mißbildungen in allen Statistiken bewegt sich etwa in der gleichen Größenordnung (MAHAJAN et al. 1977); dies gilt auch für die Untersuchung von LAURSEN in Dänemark 1980, der seine Studie auf das große Material von 5249 Herzmißbildungen stützt). Hinweise, die auf die *Kombination* mit anderen Mißbildungen eingehen, sind kritisch zu beurteilen (KELSO et al. 1973 sowie GREENWOOD und ROSENTHAL 1976).

Aus den zahlreichen, teilweise sehr umfangreichen Studien sind Hinweise über positive oder negative Korrelationen mit anderen Mißbildungen bzw. Mißbildungsgruppen nicht ersichtlich.

Das (allerdings prospektive) Untersuchungsgut von KOLLER (1983) ist klein (122 Kinder mit schweren Mißbildungen). Folgende Auffälligkeiten sind erwähnungswert (Tabelle 4, s. S. 16 und 17):

1. Ein früherer Abort bzw. eine frühere Schwangerschaft korrelieren negativ mit Mißbildungen des Herz-Kreislaufsystemes;
2. mehrere Schwangerschaften (ohne) Abort korrelieren positiv;
3. Mutter über 35 Jahre korreliert positiv.

Eine Interpretation scheint schwierig und bietet sich nicht vordergründig an. Jedoch scheint es sich um mütterliche Faktoren (Eibett? Sekundäre Plazentationsstörung?) zu handeln. Wechselwirkungen zwischen der Vaskularisation des Eibettes und der Differenzierung des Trophoblasten sind bekannt (KLOOS und VOGEL 1974).

Unsere Untersuchungen belegen (im Gegensatz zu den Hinweisen der Literatur), daß Mißbildungen des Herz-Kreislaufsystemes in Kombination mit Mißbildungen anderer Organsysteme (Ausnahme: Magen-Darm-System und Gesichtsschädel) einen hochgradigen *intrauterinen Selektionsfaktor* darstellen. Es ist offensichtlich, daß mißgebildete Kinder mit einem Defekt im Bereiche des Herz-Kreislaufsystemes nur dann ausgetragen und zumindest kurzfristig überleben können, wenn das intrauterine Kreislaufsystem sichergestellt und schwere Mißbildungen im Bereich anderer Organsysteme nicht vorliegen.

Die Kombination von Mißbildungen des Herz-Kreislaufsystemes und wichtigen anderen Systemen des Organismus ist für beide Geschlechter als intrauteriner Letalfaktor anzusehen.

b) Magen-Darm-System

Mißbildungen des Magen-Darm-Systemes finden sich überwiegend unmittelbar nach der Geburt sowie mit einem zweiten Gipfel innerhalb des ersten Lebensjahres (Abb. 15 a, b). In älteren Altersklassen sind Mißbildungen in diesem Bereiche nur sporadisch zur Beobachtung gekommen. Das männliche Geschlecht ist mit 286 Fällen gegenüber dem weiblichen mit 224 Fällen etwas

Tabelle 12. Einzelbefunde des Magen-Darm-Systemes in absoluten Ziffern. Mehrfachnennungen möglich

Magen-Darm-System	Häufigkeit (absolute Ziffern)
Anomalien des Mesenterium (einschließlich Malrotation)	122
Oesophagusatrie	113
Analtresie	60
Dünndarmatresie	57
Coecum mobile	38
Morbus Hirschsprung	37
Meckel'-Divertikel	35
Pylorusstenose	30
Dickdarmatresie	25
Trichterförmiger Abgang des Wurmfortsatzes	23
Divertikel (ohne Meckel)	18
Kloake	11
Magendefekt	9
Aplasie des Wurmfortsatzes	5
Megaduodenum	4
Lageveränderungen (ohne Malrotation)	3
Längenanomalie des Darmes	3
Spaltbildungen des Darmkanales	3
Megaoesophagus	2
Sonstige	3

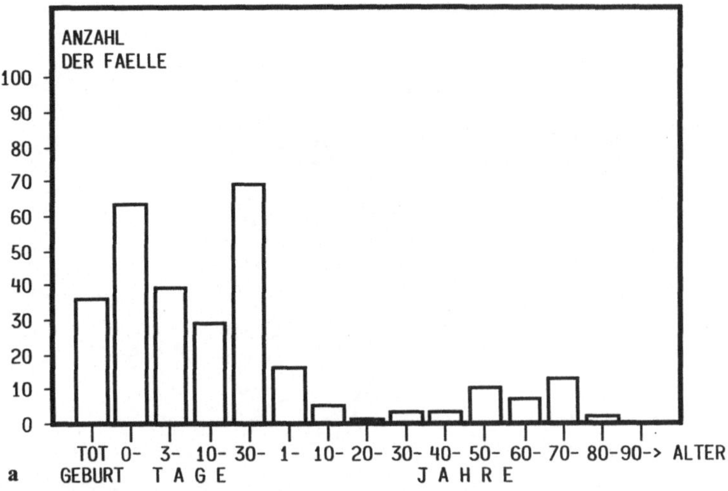

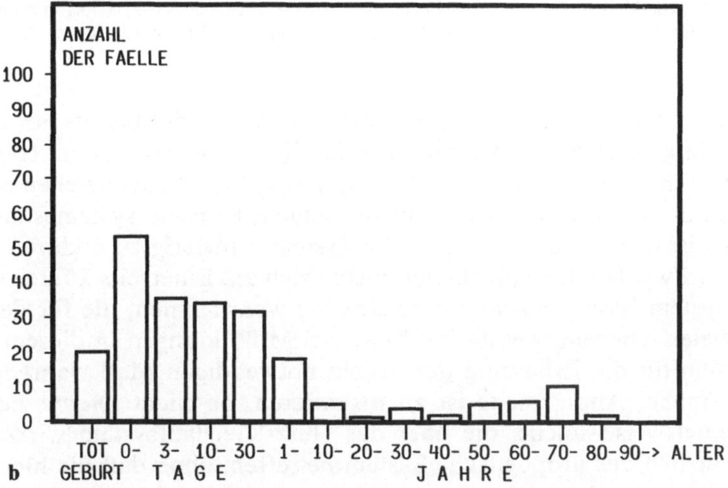

Abb. 15a, b. Anteil der Mißbildungen des Magen-Darm-Systemes ($n_1 + n_2 = 510$) am Obduktionsgut 1841–1981 ($n = 77\,503$). Männer: $n_1 = 286$ **(a)**; Frauen: $n_2 = 224$ **(b)**

häufiger betroffen. Die Mißbildungen im einzelnen sind der Tabelle 12 zu entnehmen.

Eine positive Korrelation (Abb. 16) ergibt sich zwischen Mißbildungen des Magen-Darm-Systemes und Organen des Abdomens für beide Geschlechter. Hier ist teilweise nicht auszuschließen, daß es sich um sekundäre Mißbildungen handelt, wobei ein primärer Defekt eine Reihe zusätzlicher Defekte zu induzieren vermag (als Organe des Abdomens sind Leber, Gallesystem, Milz, Pankreas zusammengefaßt). Zwischen Mißbildungen des Magen-Darm-Systemes und dem uropoetischen System besteht bei beiden Geschlechtern eine negative Korrelation. Auch hier scheint ein *Selektionsfaktor* gegeben zu sein,

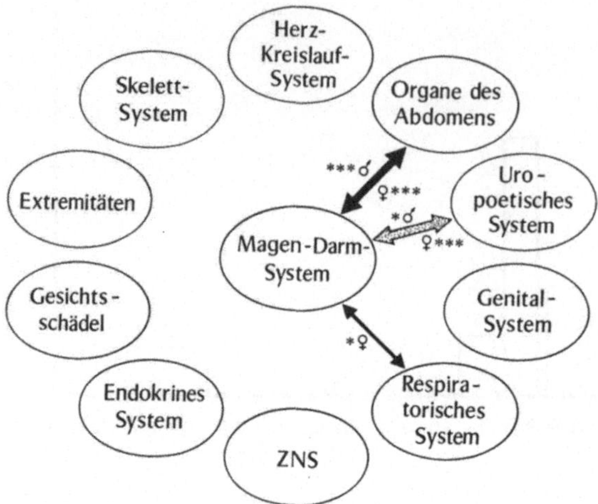

Abb. 16. Mißbildungen des Magen-Darm-Systemes mit Assoziationen zu Mißbildungen anderer Organsysteme. Zeichenerklärung vergleiche Abbildung 14 (S. 44)

der ähnlich wie beim Herz-Kreislaufsystem wohl bereits vor der Geburt wirksam geworden ist. Während für das Herz-Kreislaufsystem eine derartige negative Korrelation einleuchtend und leicht nachzuvollziehen ist (insbesondere dann, wenn wesentliche Teile des fetalen Kreislaufsystemes mitbetroffen sind), so ist dies für das uropoetische System schwierig zu erklären.

Zwei Denkmöglichkeiten bieten sich an. Einerseits könnte das uropoetische System *bereits intrauterin Funktionen* wahrnehmen, die für das Überleben des Feten lebensnotwendig sind und bei Mißbildungen in diesem Bereich nicht in dem für die Erhaltung der Frucht notwendigen Maß wahrgenommen werden können. Andererseits ist zu diskutieren, ob nicht *andere Letalfaktoren* (beispielsweise solche, die über das Herz-Kreislaufsystem wirksam werden), zusätzlich das uropoetische System betreffen, ohne daß die hier manifeste Schädigung an dem Absterben des Feten ursächlich beteiligt ist. Ähnliches gilt für die Beziehungen zwischen dem Magen-Darm-System und dem respiratorischen System.

Neuere Arbeiten zum Problem der Oesophagus-Atresie und der tracheooesophagealen Fisteln stammen von GERMAN et al. (1976) und MYERS (1979). Korrelationen mit anderen Mißbildungen bzw. Mißbildungsgruppen werden nicht besprochen. STEWART et al. (1976) bearbeiten aus chirurgischer Sicht Patienten mit Malrotations-Syndrom. Von den 159 Patienten wiesen 50 zusätzliche Mißbildungen auf. Leider kann dieser Hinweis wegen fehlender Vergleichsgruppen nicht weiterverfolgt werden. Anorektale Mißbildungen spielen aus therapeutischer Sicht eine große Rolle, Möglichkeiten der operativen Intervention (mit einem eigenen Klassifikationsvorschlag) werden in der Verfolgungsstudie von McGILL et al. (1978) besprochen.

Besonders häufig und — anläßlich einer Laparotomie — leicht zu diagnostizieren ist das Meckel'-Divertikel (SEAGRAM et al. 1968). Die statistischen Hinweise von SIMMS und CORKERY (1980) stimmen in erstaunlicher Weise mit unseren Ergebnissen überein. An dieser Stelle sei noch einmal der Hinweis auf eine Reihe gastrointestinaler Erkrankungen mit genetisch fixiertem Hintergrund (Übersicht bei PETER und STROHMEYER 1976) gemacht.

Die positive Korrelation zwischen Mißbildungen des Magen-Darm-Systemes und Organen des Abdomens kann zumindest teilweise mit der Annahme von Sekundärmißbildungen geklärt werden. Negative Beziehungen zum uropoetischen System (ohne Herz-Kreislaufsystem) charakterisieren Besonderheiten der Entwicklung (genetische Repräsentation) oder einen intrauterinen Letalfaktor.

c) Organe des Abdomens

Die einzelnen Diagnosen sind der Tabelle 13 zu entnehmen. Von den 244 männlichen und 212 weiblichen Verstorbenen mit Mißbildungen im Bereiche der Organe des Abdomens wurden etwa nur die Hälfte innerhalb des ersten Lebensjahres (Abb. 17a, b) beobachtet. Dies spricht dafür, daß nur ein Teil der Mißbildungen als Todesursache und damit postnataler Letalfaktor einzustufen ist. Das männliche Geschlecht ist nur geringfügig häufiger als das weibliche

Tabelle 13. Einzelbefunde der Organe des Abdomens in absoluten Ziffern. Mehrfachnennungen möglich

Organe des Abdomens	Häufigkeit (absolute Ziffern)
Nebenmilz	155
Abnormale Leberlappung	77
Formanomalie der Gallenblase	48
Abnorme Lappung der Milz	28
Bauchspalte	24
Atresie der extrahepatischen Gallengänge	24
Gallenblasenaplasie	22
Aplasie extrahepatischer Gallenwege	20
Cystenleber	17
Situs invertus abdominalis (sine thoracis)	16
Omphalocele	16
Abnorme Feinstruktur der Leber	12
Milzhyperplasie	9
Milzaplasie	9
Pankreashypoplasie	8
Nebenpankreas	7
Leberaplasie	4
Pankreas annulare	4
Lageanormalie der Gallenblase	4
Ektopie des Pankreas	2
Hypoplasie der Leber	2
Nebenleber	2
Lageanomalie der Milz	1
Lageanomalie der Leber	1
Hyperplasie der Leber	1

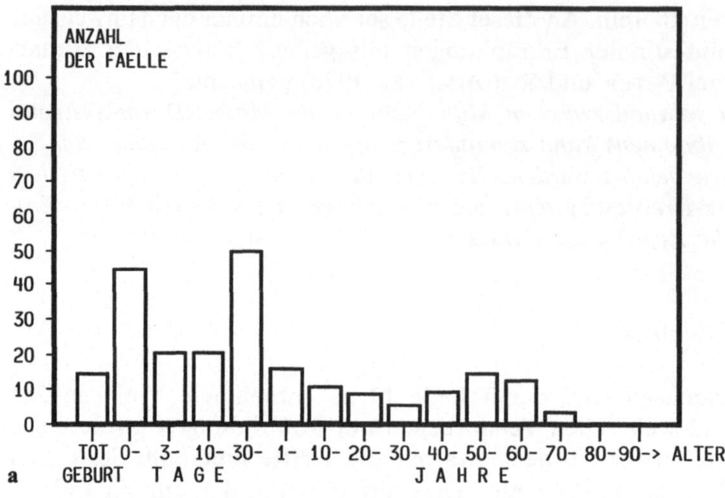

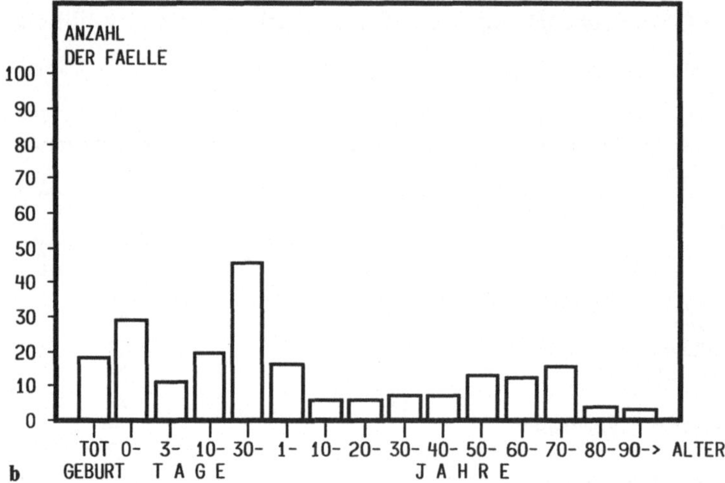

Abb. 17a, b. Anteil der Mißbildungen der Organe des Abdomens ($n_1 + n_2 = 456$) am Obduktionsgut 1841–1981 ($n = 77\,503$). Männer: $n_1 = 224$ **(a)**; Frauen: $n_2 = 212$ **(b)**

betroffen. Ein zweiter Häufigkeitsgipfel wird zwischen dem 50. und 60. sowie zwischen dem 70. und 80. Lebensjahr beobachtet.

Auf die für beide Geschlechter gleichgerichtete positive Korrelation (Abb. 18) zwischen Mißbildungen der Organe des Abdomens und dem Magen-Darm-System wurde eingegangen. Zum respiratorischen System ist eine gleichlautende Situation (ebenfalls für beide Geschlechter) gegeben. Hinsichtlich der Mißbildungen der Extremitäten bzw. des Skelettsystemes sind nur für Männer positive Beziehungen ersichtlich. Negative Assoziationen finden sich (für Frauen) zum Herz-Kreislaufsystem und (für beide Geschlechter) zum uropoetischen System.

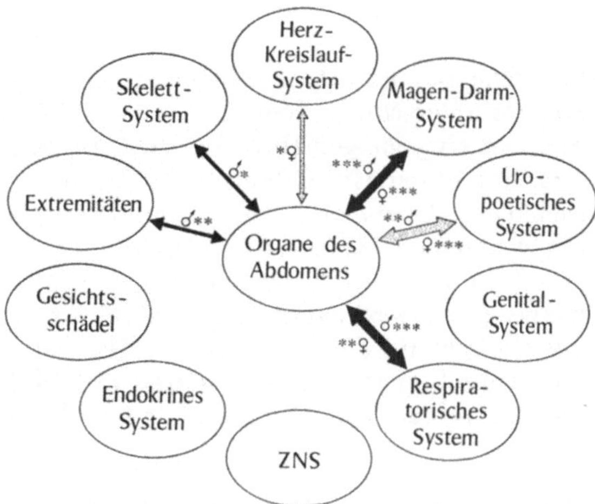

Abb. 18. Mißbildungen der Organe des Abdomens mit Assoziationen zu Mißbildungen anderer Organsysteme. Zeichenerklärung vergleiche Abbildung 14 (S. 44)

Obwohl das Herz-Kreislaufsystem, das Magen-Darm-System, die Atmungsorgane, das uropoetische System und die Extremitäten in etwa die gleiche teratogenetische Determinationsperiode haben (allen gemeinsam Periode mindestens zwischen dem 27. und 29. Tag) korrelieren sie einerseits *positiv* und andererseits *negativ* untereinander. Dieser häufige und immer wiederkehrende Befund läßt den Schluß zu, daß möglicherweise folgende Einflußfaktoren wirksam werden:

1. Es handelt sich um *verschiedene äußere Einflußfaktoren,* die sich in ihrer Wirkung teilweise ausschließen, teilweise verstärken.
2. Der scheinbar widersprüchliche Effekt wird durch eine *unterschiedliche genetische Repräsentation* hervorgerufen.
3. Die Ursache kann in *Selektionsmechanismen* begründet liegen, die vor der Geburt (über eine unterschiedliche Abortrate) wirksam werden. Dies wird insbesondere durch die positive Korrelation zum respiratorischen System (eine intrauterine Risikokumulation fehlt) gestützt.

Mißbildungen bzw. Fehlbildungen der Organe des Abdomens sind nur selten Gegenstand von Erörterungen. Meist werden derartige Mißbildungen mit anderen Mißbildungen zusammen besprochen. So weisen BLYTH und OCKENDEN (1971) und MILUTINOVIC et al. (1980) auf das gemeinsame Vorkommen von Nieren- und Lebercysten hin. Das hochgradig selektierte Material allerdings läßt Verallgemeinerungen nicht bzw. nur bedingt zu.

Positive Korrelationen der Mißbildungen der Abdominalorgane zu den Mißbildungen des Magen-Darm-Systemes sprechen für den Sekundäreffekt einer übergeordneten Entwicklungsstörung. Diejenigen zum respiratorischen System können (bei gleicher ontogenetischer Ausgangsmatrix) zusätzlich das Fehlen einer intrauterinen Risikokumulation markieren.

d) Uropoetisches System

In Tabelle 14 sind die einzelnen Diagnosen genannt. Auf die auch vom Erbgang her unterschiedlichen Krankheitsbilder (CHESTER et al. 1978) wird nicht gesondert eingegangen (POTTER 1974; McKENNA 1976). Die Altersverteilung (Abb. 19 a, b) der Mißbildungen des uropoetischen Systemes zeigt neben einem erheblichen Überwiegen des männlichen Geschlechtes (n = 575) gegenüber dem weiblichen Geschlecht (n = 407) einen Häufigkeitsgipfel erstaunlicherweise für Männer in der Altersklasse 50 bis 59 Jahre und für Frauen in der Altersklasse 60 bis 69 Jahre. Dieser Gipfel ist höher als derjenige im ersten Lebensjahr bzw. für die Totgeborenen. Hieraus darf gefolgert werden, daß diejenigen Mißbildungen, die im späteren Verlauf des Lebens im Obduktionsgut beobachtet werden, zunächst nicht als Letalfaktoren einzustufen sind.

Tabelle 14. Einzelbefunde des uropoetischen Systemes in absoluten Ziffern. Mehrfachnennungen möglich

Uropoetisches System	Häufigkeit (absolute Ziffern)
Verdoppelung von Nierenbecken und Ureter	372
Hufeisenniere	140
Nierenhypoplasie	64
Cystennieren	56
Nierenaplasie	56
Embryonale Nierenlappung	54
Dystopie der Nieren	45
Kuchenniere	38
Ureterstenose	34
Nierenagenesie	31
Blind endender Ureter	27
Angeborene Schrumpfniere	27
Fehlbildungen der Feinstruktur der Niere (ohne Cystenniere)	20
Agenesie der Harnblase	18
Sackniere	18
Doppelniere	17
Divertikel	9
Spaltblase	8
Stenose/Atresie der Urethra	7
Ektopie der Niere	1
Langniere	1
Sonstige	26

Die Ergebnisse der Korrelationsstatistik sind differenziert zu betrachten (Abb. 20). Mit Ausnahme zum Genitalsystem (hier besteht Unabhängigkeit) ergeben sich für alle anderen Organsysteme überwiegend für beide Geschlechter hochsignifikante negative Abhängigkeiten. Sie betreffen das Herz-Kreislaufsystem, das Magen-Darm-System, die Organe des Abdomens, das respiratorische System, das Zentralnervensystem, das endokrine System, den Gesichtsschädel, die Extremitäten, das Skelettsystem.

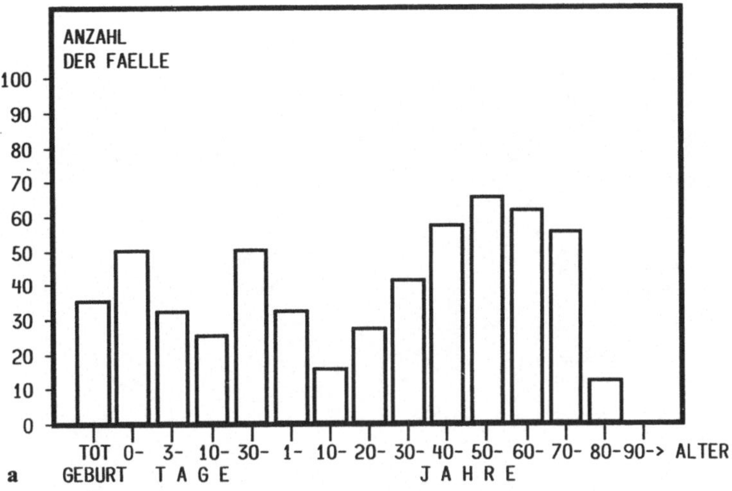

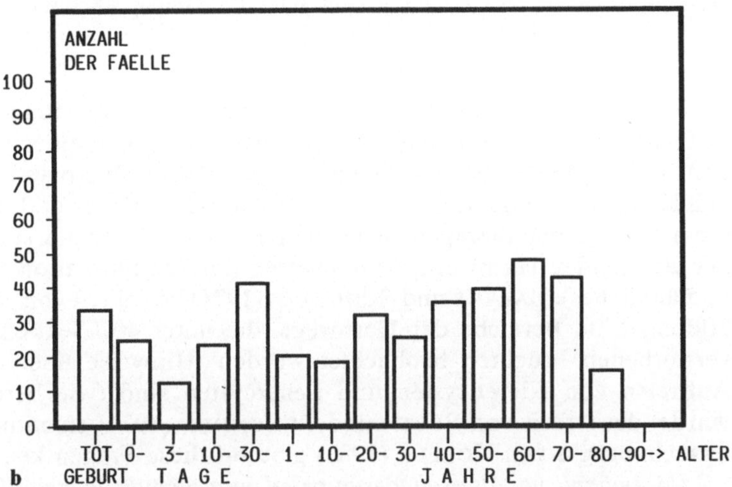

Abb. 19 a, b. Anteil der Mißbildungen des uropoetischen Systemes ($n_1 + n_2 = 982$) am Obduktionsgut 1841–1981 ($n = 77\,503$). Männer: $n_1 = 575$ **(a)**; Frauen: $n_2 = 407$ **(b)**

Eine Deutung ist schwierig, plausible Modelle sind nicht geläufig. Sind Mißbildungen des Urogenitalsystemes alleine nicht oder nur ausnahmsweise als Letalfaktoren zu interpretieren (wie aus der Altersverteilung hervorgeht), so stellen sie offenbar in *Kombination mit Mißbildungen anderer Organsysteme Letalfaktoren* dar, die bereits intrauterin wirksam werden. Auch hier bleibt offen, wie derartige Kombinationen entstehen bzw. (wie die Statistik zeigt) eliminiert werden. Erstaunlich ist dieser Befund umso mehr, als Organsysteme betroffen sind, die teils eine gleiche, teils eine ähnliche, teils eine gänzlich andersgeartete teratogenetische Determinationsperiode mit unterschiedlichem Abschluß ihrer Entwicklung bzw. Differenzierung aufweisen.

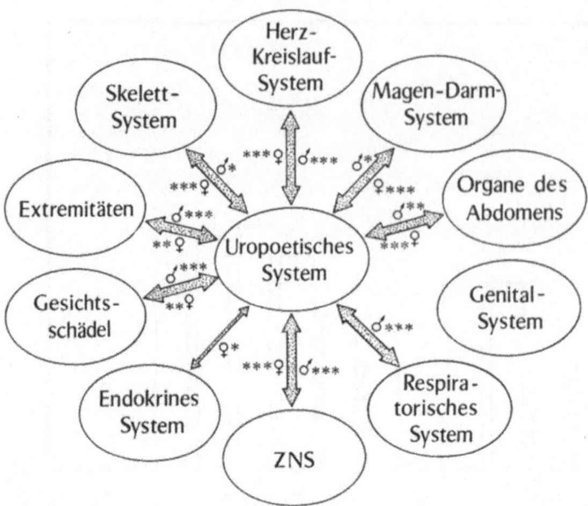

Abb. 20. Mißbildungen des uropoetischen Systemes mit Assoziationen zu Mißbildungen anderer Organsysteme. Zeichenerklärung vergleiche Abbildung 14 (S. 44)

Nur wenige statistische Angaben finden sich in der jüngeren Literatur zu Mißbildungen des uropoetischen Systemes. Dies mag einerseits daran liegen, daß — ohne Obduktion — Fehlbildungen dieses Organsystemes nur schwerlich klinisch zu diagnostizieren sind, andererseits daran, daß vor allem im späteren Lebensalter therapeutische Fragen im Vordergrund stehen (Anomalien der ableitenden Harnwege, Cystennieren mit der Indikation zur Hämodialyse und ähnliches). BARTOS und SCHULTZE (1971) berichten von 16 schweren Mißbildungen im Bereiche der Harnwege, die unter 407 Sektionen bei perinatal verstorbenen Früchten beobachtet wurden. Hinweise über das gemeinsame Auftreten von Nierencysten und Lebercysten sind (wie bereits hingewiesen wurde) der Arbeit von BLYTH und OCKENDEN (1971) zu entnehmen. Das Untersuchungsgut von KOLLER (1983) gibt auf diese Fragen keine Auskunft.

Ungewöhnliche Altersgliederung und ungewöhnliche negativ-assoziative Beziehungen kennzeichnen die Mißbildungen des uropoetischen Systemes. Nur ein Teil wirkt kumulativ (schon intrauterin) letal, ein anderer Teil mag in einer ähnlichen sensiblen Entwicklungsphase (teratogenetische Determinationsperiode) bzw. genetischer Repräsentation seine Erklärung finden, ein dritter in möglicherweise kumulierenden extragenetischen (einschließlich exogenen) Faktoren.

e) Gentialsystem

Die Diagnosen für beide Geschlechter sind in Tabelle 15 zusammengefaßt. Mißbildungen des Genitalsystemes wurden bei 154 Männern und 195 Frauen (hier mehr Frauen als Männer) beobachtet (Abb. 21a, b). Die Altersverteilung zeigt, daß Mißbildungen in diesem Bereich in der Regel den Charakter eines zufälligen Nebenbefundes haben. Eine auffällige Häufung ist weder zum Zeit-

Tabelle 15. Einzelbefunde des Genitalsystemes in absoluten Ziffern. Mehrfachnennungen möglich

Genitalsystem	Häufigkeit (absolute Ziffern)
Anomalien des Uterus	130
Kryptorchismus	75
Penisanomalien	27
Hypospadie, Epispadie	26
Vagina duplex	26
Fehlbildungen des inneren Genitale (sonstige)	21
Fehlbildungen des äußeren Genitale (sonstige)	19
Hodenhypoplasie	19
Hodenaplasie	12
Agenesie des Ovar	11
Vaginalatresie	10
Fehlende Geschlechtsanlage	9
Cystovar (angeb.)	9
Hermaphroditismus	7
Pseudohermaphroditismus	5
Ovaria gyrata	5
Stein-Leventhal'-Syndrom	1
Spaltbildung	1

punkt der Geburt noch innerhalb des ersten Lebensjahres zu erkennen, ein Gipfel zeigt sich auch in späteren Lebensjahrzehnten nicht.

Männer korrelieren positiv mit Mißbildungen des Gesichtsschädels, Frauen mit Mißbildungen der Extremitäten (Abb. 22). Eine negative Assoziation ergibt sich für Frauen mit Mißbildungen des Zentralnervensystemes, für beide Geschlechter mit Mißbildungen des Herz-Kreislaufsystemes.

Fehlbildungen des Genitaltraktes assoziieren teils positiv, teils negativ und nur für Mißbildungen des Herz-Kreislaufsystems für beide Geschlechter gleichsinnig. Postpartal und insbesondere im späteren Leben ist ein wesentlicher Beitrag zu einem letalen Ausgang nicht anzunehmen. Es ist vorstellbar, daß ein solcher intrauterin hat in Kombination mit Mißbildungen des Herz-Kreislaufsystemes wirksam werden können. Demnach sind für das Genitalsystem besondere Bedingungen in der Organentwicklung (im Vergleich zu anderen Organsystemen) anzunehmen. Ein Vergleich der Perioden der Organentwicklung (Abb. 48, s. S. 93) zeigt, daß die Organdifferenzierung des weiblichen und insbesondere des männlichen Genitalsystemes erst spät (etwa mit der 13. Woche) zum Abschluß kommt. Eine negative Korrelation kann somit bedeuten, daß intrauterine Selektionsfaktoren, die an anderen Organsystemen wirksam werden, das Genitalsystem ohne pathophysiologische Koppelung mitbetreffen. Bei abortierten Feten mit Defekten des Herz-Kreislaufsystemes sind besonders auch Defekte des Genitalsystemes zu erwarten. Dies gilt auch (für das weibliche Geschlecht) hinsichtlich der Mißbildungen des Zentralnervensystemes. — Als Ergebnis ergibt sich dann diese zunächst widersprüchlich erscheinende Statistik.

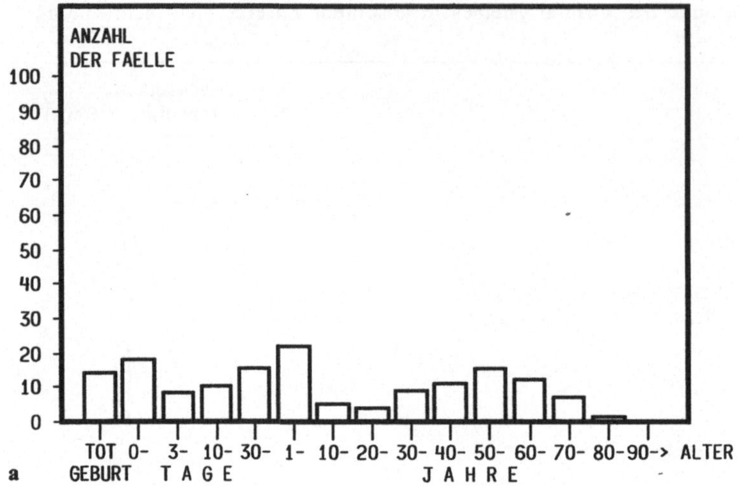

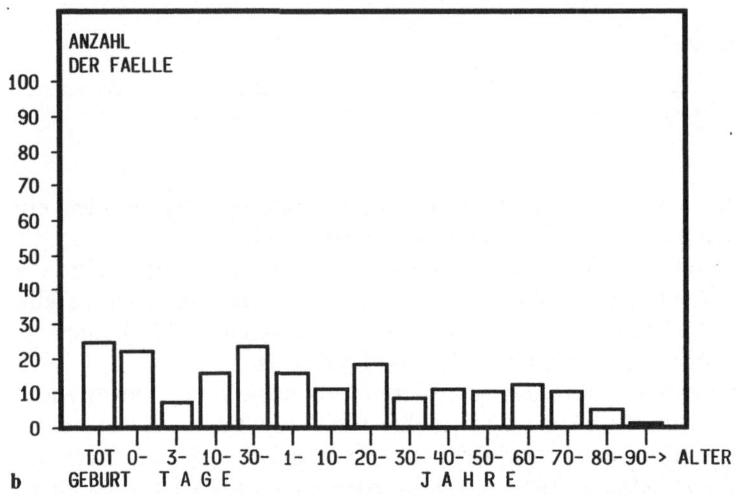

Abb. 21a, b. Anteil der Mißbildungen des Genitalsystemes ($n_1 + n_2 = 349$) am Obduktionsgut 1841–1981 ($n = 77\,503$). Männer: $n_1 = 154$ **(a)**; Frauen: $n_2 = 195$ **(b)**

Größere statistische oder epidemiologische Untersuchungen zur Häufigkeit von Mißbildungen des Genitalsystemes bzw. korrelationsstatistische Analysen zu diesem Teilbereich sind nicht bekannt. Aufmerksamkeit verdient die Zusammenstellung von DOEPFMER et al. (1966), wonach Hodendystopien zugenommen haben. Angesichts der Diäthylstilbestrol-Katastrophe sind — gerade retrospektiv — diesen Hinweisen eine besondere Bedeutung zuzumessen. Andere Arbeiten beschäftigen sich mit der Hypospadie (in Schweden: AVELLÁN 1975; in Lateinamerika: MONTELEONE NETO et al. 1981).

Widersprüchliche korrelative Beziehungen charakterisieren die Mißbildungen des Genitalsystemes beider Geschlechter. An diesem Effekt mag die späte intrau-

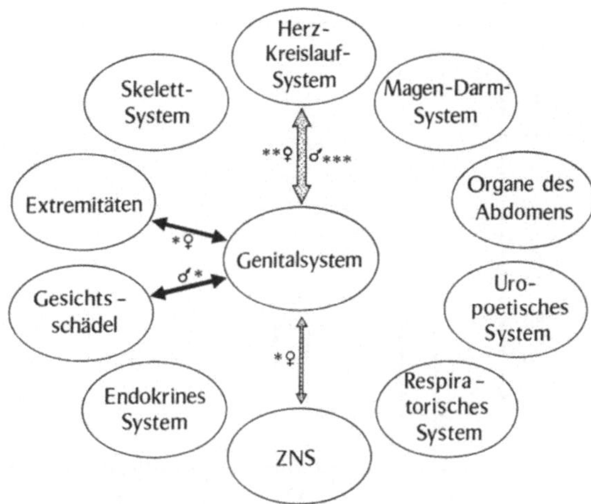

Abb. 22. Mißbildungen des Genitalsystemes mit Assoziationen zu Mißbildungen anderer Organsysteme. Zeichenerklärung vergleiche Abbildung 14 (S. 44)

terine Organentwicklung und die Letalkonstellation zu anderen Systemen (Herz-Kreislaufsystem) beteiligt sein. Eine abschließende Wertung ist nicht möglich.

f) Respiratorisches System

Von den insgesamt 379 Fällen mit Mißbildungen des Respirationssystemes entfielen 199 auf Männer und 180 auf Frauen (Abb. 23 a, b). Die Altersverteilung zeigt, daß zum Zeitpunkt der Geburt ein Häufigkeitsgipfel und dann eine an Häufigkeit stetig abnehmende Zahl von Mißbildungen in diesem Bereich zur Beobachtung gelangen. Anomalien werden jedoch auch noch in höheren Altersklassen gefunden.

Tabelle 16. Einzelbefunde des respiratorischen Systemes. Mehrfachnennungen möglich

Respiratorisches System	Häufigkeit (absolute Ziffern)
Abnorme Lungenlappung	206
Zwerchfelldefekt	86
Anomalien obere Luftwege (einschließlich Trachea)	21
Hypoplasie der Lungen	20
Bronchiektasen, angeboren	20
Cystenlunge	14
Trachealstenose, angeboren	8
Lungenagenesie	6
Anomalien des Mediastinum	5
Nebenlunge	2
Sonstige	5

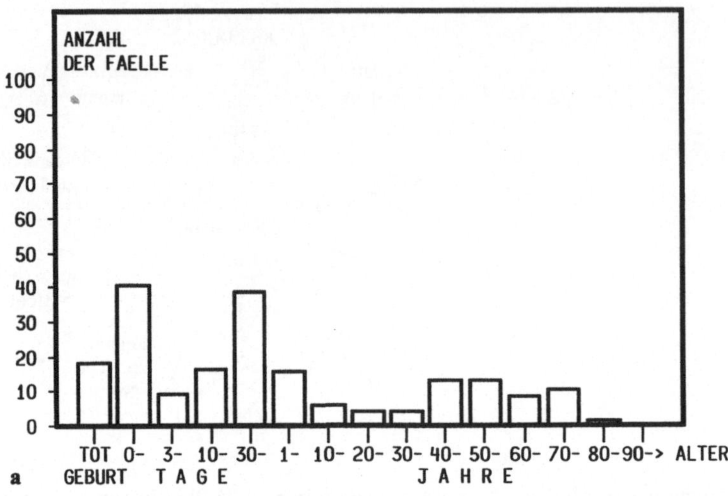

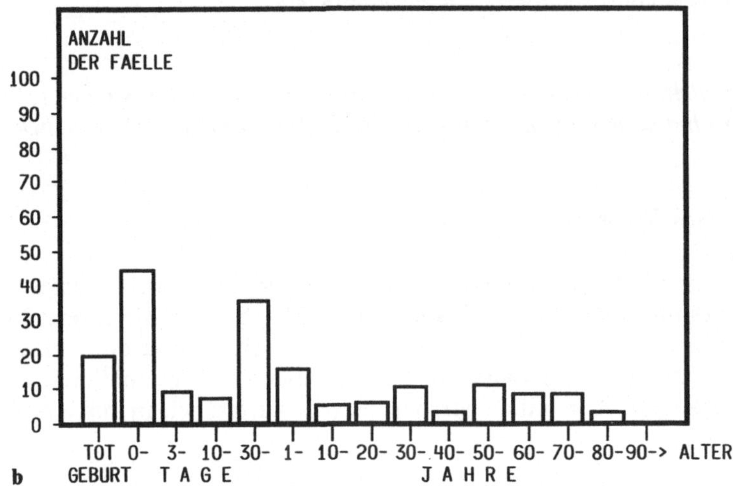

Abb. 23 a, b. Anteil der Mißbildungen des Respirationssystemes ($n_1 + n_2 = 379$) am Obduktionsgut 1841–1981 (n = 77 503). Männer: $n_1 = 199$ **(a)**; Frauen: $n_2 = 180$ **(b)**

Aus Tabelle 16 geht hervor, daß der weit überwiegende Teil der Mißbildungen des respiratorischen Systemes eine „abnorme Lungenlappung" betrifft, die recht gleichmäßig bis in hohe Dezenien verschobene Altersverteilung entspricht der Wertigkeit dieses Befundes als Nebenbefund (demnach handelt es sich nicht um eine schwere Mißbildung im oben definierten Sinne).
Der Befund wurde in der Aufstellung belassen. Begründung:
1. Er kann als *Indikator* einer differenzierten Erhebung und damit als Kontrollvariable gelten.
2. Die Eigenschaft „leicht" oder „schwer" ist von der Pathogenese her als *unabhängig* zu sehen.

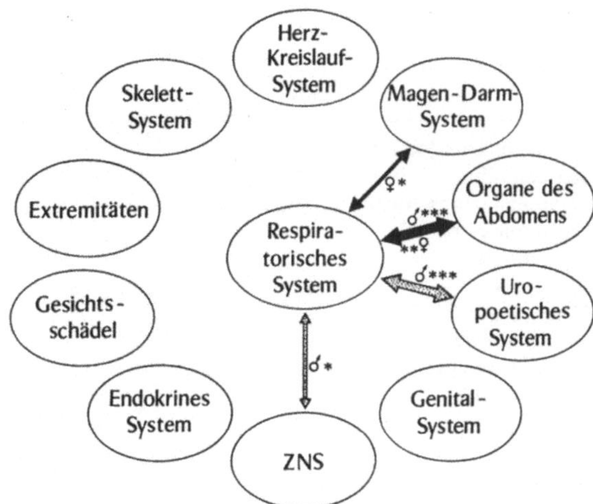

Abb. 24. Mißbildungen des respiratorischen Systemes mit Assoziationen zu Mißbildungen anderer Organsysteme. Zeichenerklärung vergleiche Abbildung 14 (S. 44)

3. Die korrelative Einbindung in Mißbildungen anderer Organsysteme könnte zur *Plausibilität* des Gesamtmodelles beitragen.

Positive Korrelationen (Abb. 24) kennzeichnen die Beziehungen zwischen Mißbildungen des respiratorischen Systemes und den Organen des Abdomens bzw. dem Magen-Darm-Trakt (hier nur für Frauen). Dies erscheint aus der Entwicklungsgeschichte verständlich und auch von der Tatsache her einleuchtend zu sein, daß Kombinationen dieser Art angesichts der Art der Diagnosen zu einem intrauterinen Selektionsfaktor haben werden können. Jedoch kann die gleiche entwicklungsgeschichtliche Ausgangsmatrix als auch eine *für* diesen Zeitpunkt wirksame Faktorenkonstellation zur Erklärung herangezogen werden. Negative Koppelungen finden sich zum uropoetischen und zum Zentralnervensystem (in beiden Fällen nur für das männliche Geschlecht). Hinweise aus der Literatur fehlen.

Leichte Mißbildungen (ohne wesentliche Beeinträchtigung der Lebenserwartung) und schwere Defekte (mit überwiegend letaler extrauteriner Konstellation) kennzeichnen die statistischen Abhängigkeiten der Mißbildungen des respiratorischen Systemes. Eine gemeinsame entwicklungsgeschichtliche Ausgangsmatrix spiegelt die Beziehungen zu den abdominellen Organen und zum Magen-Darm-System wider, eine kumulative (und damit selektive) Situation ist gegenüber dem uropoetischen und Zentralnerven-System anzunehmen. Der grundsätzliche Hinweis auf extragenetische Einflüsse gilt gleichlautend.

g) Zentralnervensystem

Ausschließlich schwere und schwerste Mißbildungen bestimmen das Befundspektrum des Zentralnervensystemes (Tabelle 17). Sie betreffen etwa beide Ge-

Tabelle 17. Einzelbefunde des Zentralnervensystemes. Mehrfachnennungen möglich

Zentralnervensystem	Häufigkeit (absolute Ziffern)
Hydrocephalus (angeb.)	191
Anencephalus	109
Differenzierungsstörung (einschließlich Mikropolygyrie)	108
Meningomyelocele	103
Spina bifida	59
Rachischisis	46
Meningocele	44
Encephalocele	43
Aplasie eines Gehirnteiles	25
Syringomyelie	21
Rückenspalte	9
Mikrocephalie	4
Cystenhirn	3
Prosencephalie	2
Polygyrie	2
Sonstiges	2

schlechter gleichhäufig (Männer: 257; Frauen: 288). Von diesen wurden etwa 80% innerhalb des ersten Lebensjahres (einschließlich der Totgeborenen) beobachtet (Abb. 25 a, b).

Die hochsignifikanten positiven Testergebnisse (Abb. 26) zwischen dem Zentralnervensystem und dem Skelettsystem, den Extremitäten, dem Gesichtsschädel und dem endokrinen System sind überwiegend als sekundäre Mißbildungen einzustufen (denkt man an die Spina bifida, an Mißbildungen der Schädelbasis oder der Nebennieren). In die negativen Korrelationen zwischen dem Zentralnervensystem, dem Herz-Kreislaufsystem und dem uropoetischen System gehen teilweise Abortfaktoren, teilweise Besonderheiten der Mißbildungen des Zentralnervensystemes selbst ein.

Die Differenzierung des Neuralrohres ist etwa mit der 6. Woche abgeschlossen, etwa mit der 10. Woche ist die Differenzierung des Zentralnervensystemes dahingehend in ein Zwischenstadium gelangt, daß größere morphologische Defekte nicht mehr zusätzlich auftreten können (Abb. 48, s. S. 93).

Aus zahlreichen Statistiken ist bekannt, daß Neuralrohrdefekte eine der häufigsten Abortursachen darstellen. Es ist anzunehmen, daß diese abortierten Früchte zusätzlich Mißbildungen anderer Organsysteme aufweisen.

Mißbildungen des Zentralnervensystems sind in jüngster Zeit gehäuft Gegenstand *umfangreicher Untersuchungen*. ARCHER (1979) berichtet, daß die Häufigkeit des Vorkommens des Anencephalus mit dem Erdmagnetismus bzw. der kosmischen Strahlung zusammenhängt. Noch im gleichen Jahre (1979) lehnt ELWOOD aus methodischen Gründen diese Thesen von ARCHER ab. Die Arbeitsgruppe um ELWOOD (ELWOOD UND COLDMAN 1981) untersucht zahlreiche äußere Einflußfaktoren im Zusammenhang mit dem Auftreten des Anencephalus. Die Arbeitsgruppe konnte keinen statistisch verifizierbaren Einflußfaktor (z. B. die Zusammensetzung des Trinkwassers) nachweisen. Auf

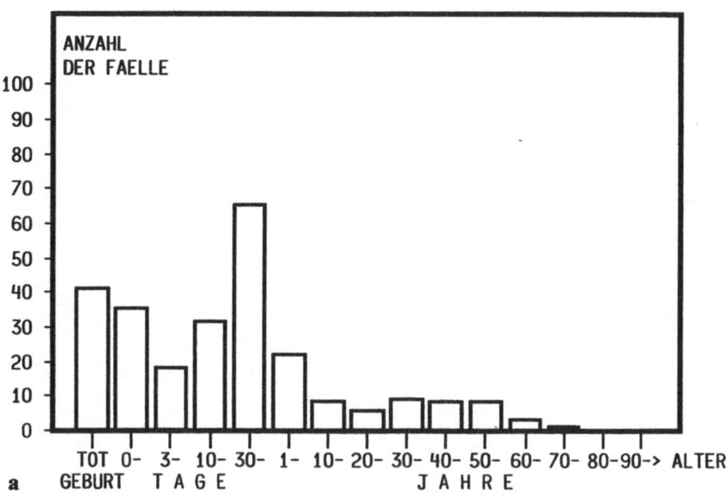

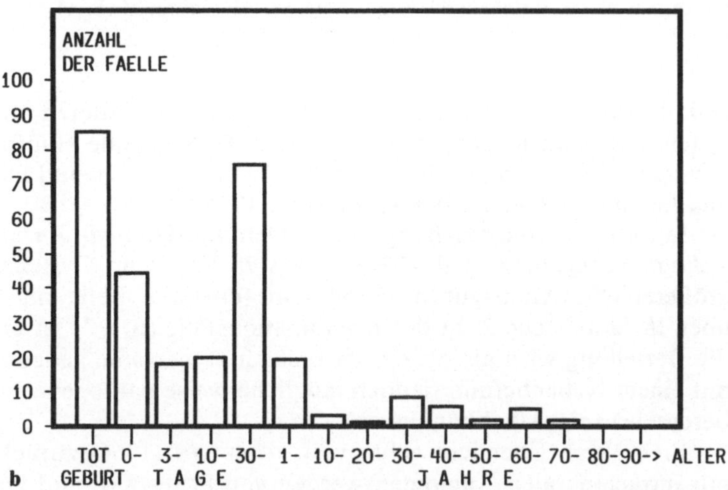

Abb. 25 a, b. Anteil der Mißbildungen des Zentralnervensystemes ($n_1 + n_2 = 545$) am Obduktionsgut 1841–1981 ($n = 77\,503$). Männer: $n_1 = 257$ **(a)**; Frauen: $n_2 = 288$ **(b)**

die besonderen Abhängigkeiten von Mißbildungen des Zentralnervensystemes und Totgeburten (FEDRICK und ADELSTEIN 1976) wurde bereits hingewiesen (vgl. auch FEDRICK (1976)). Ob Mißbildungen des Zentralnervensystemes abnehmen (ELWOOD 1976, für Nordirland) oder zunehmen (FEDRICK 1976, für Oxford) ist nicht entschieden. FEDRICK macht wahrscheinlich, daß mütterliche Ursachen und insbesondere mütterliches Abortverhalten zumindest teilweise angeschuldigt werden müssen. Unter diese Gruppe fallen auch mögliche hormonelle Faktoren (DEAN et al. 1977; STEIN et al. 1975).

Epidemiologische Untersuchungen des Anencephalus in Canada und Großbritannien hat ELWOOD (1970, 1974) vorgelegt. Äußere, insbesondere so-

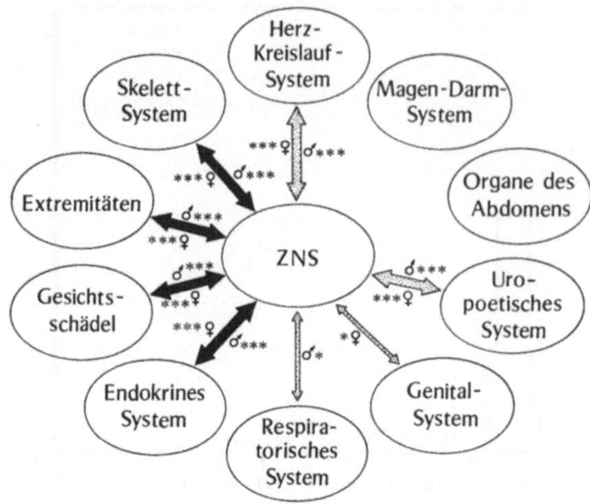

Abb. 26. Mißbildungen des Zentralnervensystemes mit Assoziationen zu Mißbildungen anderer Organsysteme. Zeichenerklärung vergleiche Abbildung 14 (S. 44)

ziale Faktoren (z. B. Unehelichkeit der Kinder) assoziieren nicht mit dem Auftreten eines Anencephalus (ELWOOD 1974). Saisonale Häufungen und insbesondere eine Abhängigkeit von mütterlichen Faktoren sind Hinweise, die auch aus Japan berichtet werden (IMAIZUMI 1974).

In unserem Untersuchungsgut bleiben *intrakranielle Aneurysmen unberücksichtigt*. SCHREIBER et al. (1967) teilen 78 Fälle von Cystennieren aus einem größeren Obduktionsgut (n = 35 542) mit (davon 51 Fälle mit einem Sterbealter über 18 Jahre). Die Zahl der Kombinationsfälle ($n_1 = 3$) ist positiv signifikant, die Beziehung wird als Effekt der renalen Hypertonie gedeutet. Der Vergleich mit einem Nebenbefund (jedoch möglicherweise pathogenetisch verwandt: Lebercysten) zeigt Unabhängigkeit.

Eine ältere Übersicht geht auf CROMPTON (1966) zurück. Einzelne Fälle mit intracerebralen Angiomen werden von SCHEJBAL und OELLIG (1980) beschrieben.

Als sekundär einzustufende Defekte bestimmen die Mißbildungen des Skelettsystemes, der Extremitäten, des Gesichtsschädels die positiven Assoziationen mit den Mißbildungen des Zentralnervensystemes. Negative Beziehungen bestehen vor allem zum Herz-Kreislauf- und zum uropoetischen System (für das männliche Geschlecht außerdem zum respiratorischen System, für das weibliche zum Genitalsystem). Sie charakterisieren den Schweregrad der zentralnervösen Mißbildungen für funktionell zugeordnete Organsysteme als Letalfaktor.

h) Endokrines System

Die Zusammenstellung der Diagnosen weist auf die Problematik der unterschiedlichen Interpretationsgepflogenheiten hin. Größenveränderungen von

Nebenniere, Thymus und Hypophyse wurden nur in der Altersverteilung (Abb. 27 a, b), nicht in den korrelationsstatistischen Berechnungen (Abb. 28) berücksichtigt.

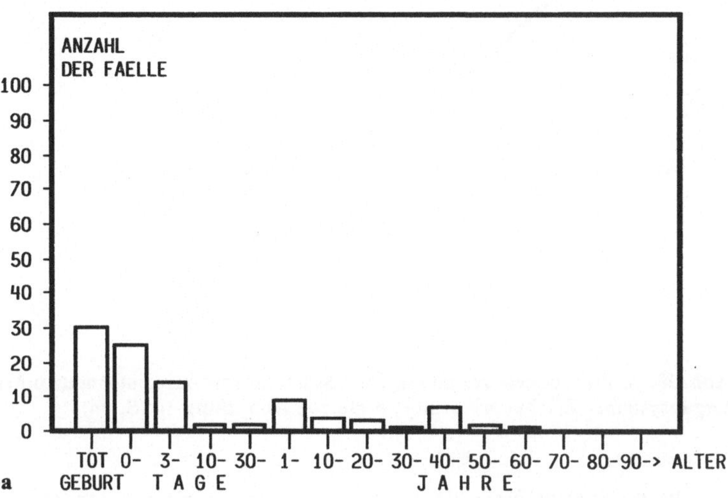

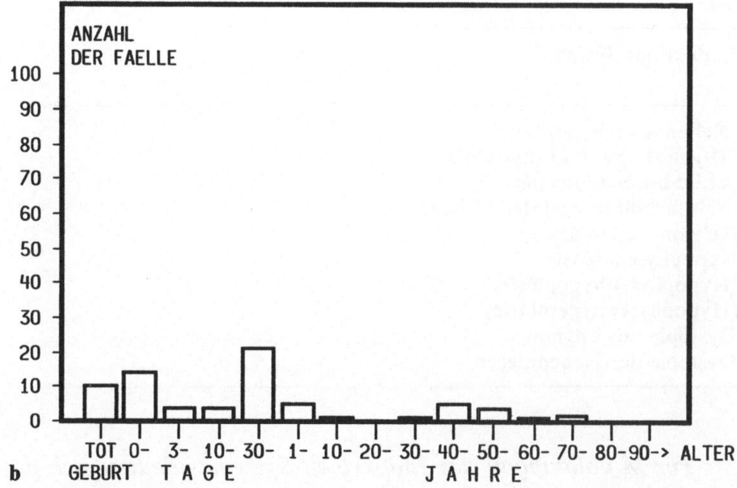

Abb. 27a, b. Anteil der Mißbildungen des endokrinen Systemes ($n_1 + n_2 = 139$) am Obduktionsgut 1841–1981 ($n = 77\,503$). Männer: $n_1 = 71$ **(a)**; Frauen: $n_2 = 68$ **(b)**

Auf die Assoziationen zum Zentralnerven- und Skelett-System (mit positivem Vorzeichen) wurde bereits eingegangen, diejenigen zum Herz-Kreislauf- und uropoetischen System betreffen nur das weibliche Geschlecht (mit negativem Vorzeichen). Auch wegen der geringen Fallzahl ist Zurückhaltung bei der Wertung geboten.

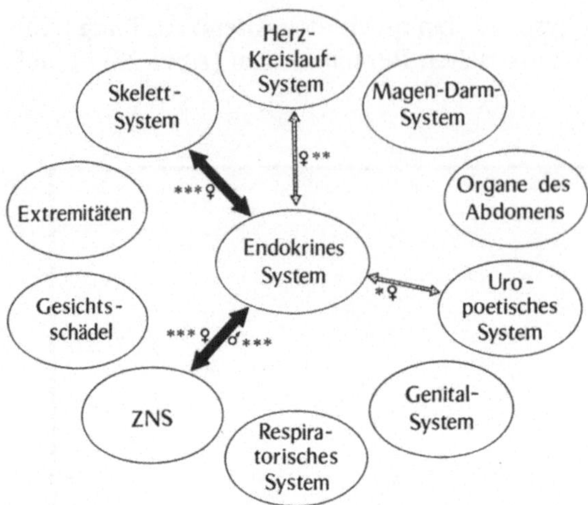

Abb. 28. Mißbildungen des endokrinen Systemes mit Assoziationen zu Mißbildungen anderer Organsysteme. Zeichenerklärung vergleiche Abbildung 14 (S. 44)

Tabelle 18. Einzelbefunde des endokrinen Systemes in absoluten Ziffern. Mehrfachnennungen möglich. Von einer Auswertung der in Klammern aufgeführten Diagnosen wurde abgesehen

Endokrines System	Häufigkeit (absolute Ziffern)
(Nebennierenhypoplasie)	(44)
(Thymushypo- und -hyperplasie)	(38)
Schilddrüsenanomalien	32
Mehrfachbildungen der Nebenniere	10
Nebennierenaplasie	8
Hypophysenaplasie	5
(Hypophysenhypoplasie)	(5)
(Hypophysenhyperplasie)	(4)
Dystopie des Thymus	2
Dystopie der Nebennieren	2

Für Mißbildungen des endokrinen Systemes deuten sich positive (gleichzeitig mit Mißbildungen des Zentralnervensystemes und des Skelettsystemes) und negative Assoziationen (für Mißbildungen des Herz-Kreislauf- und uropoetischen Systemes) mit unterschiedlichem Geschlechtsverhalten an.

i) Gesichtsschädel

Männer und Frauen sind gleichhäufig betroffen (jeweils n = 173). Weibliche Neugeborene sterben häufiger bis zum 2. Lebenstage, bis unter ein Lebensjahr sterben häufiger männliche Säuglinge. In höheren Altersklassen (Abb. 29a, b)

sind Mißbildungen dieser Art selten. Ein Blick auf die Befundliste weist überwiegend schwere Veränderungen auf (Tabelle 19).

Statistisch positive Assoziationen finden sich mit Mißbildungen des Zentralnervensystemes, des Skelettsystemes und der Extremitäten. Oftmals handelt es sich um sekundäre Mißbildungen bzw. um solche, die ein System an verschiedenen Lokalisationen betreffen (beispielsweise Skelettsystem). Die Korrelation zum uropoetischen System ist (für beide Geschlechter) negativ; hier gelten offenbar die bereits diskutierten Selektionsbedingungen (Abb. 30).

Tabelle 19. Einzelbefunde des Gesichtsschädels in absoluten Ziffern. Mehrfachnennungen möglich

Gesichtsschädel	Häufigkeit (absolute Ziffern)
Lippen-Kiefer-Gaumen-Spalte	169
Fehler der Augenstellung	38
Mikrophthalmus	36
Mikrognathie	31
Formfehler der Nase	22
Abartig gestaltete Gesichtsform	21
Halsdeformität	19
Anomalien des Gaumens	15
Tiefliegende Ohrmuscheln	15
Mikrotie	11
Zungenspalte	7
Anophthalmus	7
Anomalien der Zunge, sonstige	5
Halscysten	4
Zahnmißbildungen	4
Anotie	3
Mittel- und Innenohrmißbildung	2
Gehörgangsatresie	2
Makrophthalmus	2
Schräge Gesichtsspalte	1
Sonstige	18

Kürzlich legte ANGERPOINTNER (1982) eine umfassende katanamnestische Studie zur Epidemiologie der Lippen-, Gaumen- und Lippen-Kiefer-Gaumen-Spalten vor. Er sieht das Konzept der multifaktoriellen Genese bestätigt und beschreibt genetische (familiäre) Einflüsse neben regionären Unterschieden (bei auffälligem Sommergipfel), wobei die Eltern besonders häufig in der Landwirtschaft tätig waren.

Ältere Hinweise stammen von PAPE und SCHETTLER (1969). EMANUEL et al. (1976) als auch SANDAHL (1977) charakterisieren in getrennten Untersuchungen ein jeweils differenzierbares epidemiologisches Muster geschlechtsabhängiger Fehlbildungen im Lippen-Kiefer-Gaumen-Bereich. Auf SANDAHL (1977) geht der (erneute) Hinweis zurück, daß Lippen-Kiefer-Gaumen-Spalten saisonal gehäuft auftreten. Eine ausführliche Untersuchung der Mißbildungen

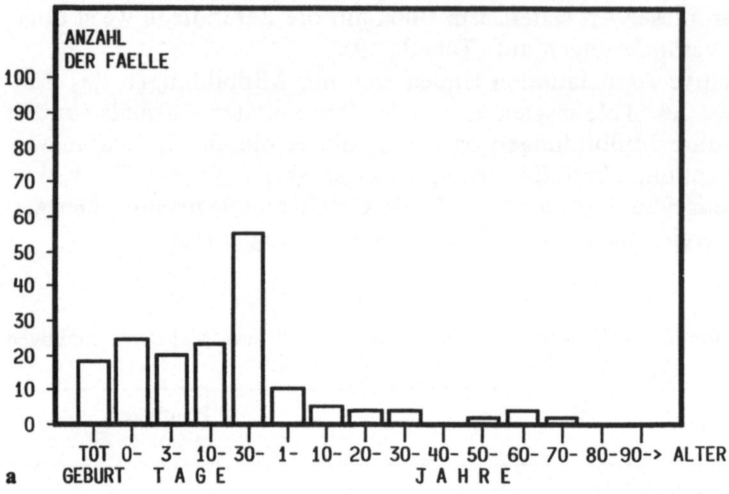

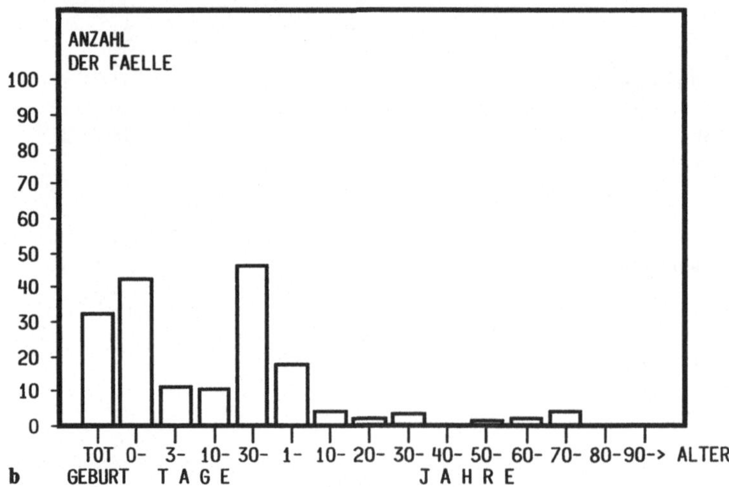

Abb. 29 a, b. Anteil der Mißbildungen des Gesichtsschädels ($n_1 + n_2 = 346$) am Obduktionsgut 1841–1981 (n = 77 503). Männer: $n_1 = 173$ **(a)**; Frauen: $n_2 = 173$ **(b)**

des Ohres verdanken wir RAPIN und RUBEN (1977). Seltene Arten von Mißbildungen (Sirenenmißbildung) stellen DAVID und FEIN (1974) zusammen.

Mißbildungen des Gesichtsschädels assoziieren negativ mit Mißbildungen des uropoetischen Systemes — möglicherweise Hinweis auf den zeitlichen Abschluß der Organentwicklung (auch zeitlich vorangehende sensible Phase?) mit entsprechender intrauteriner Elimination. Sekundäreffekte, fehlende Beeinträchtigung der intrauterinen Lebensfähigkeit und ähnliche Verhältnisse in der Zeittafel sensibler Phasen deuten die positiven Assoziationen mit den übrigen Organsystemen an.

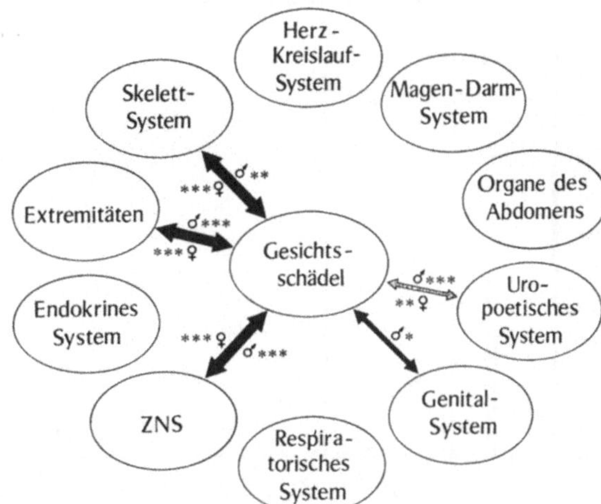

Abb. 30. Mißbildungen des Gesichtsschädels mit Assoziationen zu Mißbildungen anderer Organsysteme. Zeichenerklärung vergleiche Abbildung 14 (S. 44)

Tabelle 20. Einzelbefunde der Extremitäten in absoluten Ziffern. Mehrfachnennungen möglich

Extremitäten	Häufigkeit (absolute Ziffern)
Klumpfuß	194
Handdeformität	50
Fußdeformität (außer Klumpfuß)	44
Gelenkluxation (sämtliche)	37
Polydaktylie	30
Klumphand	28
Syndaktylie (Hand)	25
Polydaktylie	17
Phokomelie	16
Syndaktylie (Fuß)	15
Adaktylie (Hand)	10
Adaktylie (Fuß)	7
Fehlen der Hand	6
Fehlen des Fußes	6
Schultergelenkmißbildungen	5
Dysproportion der Extremitäten	1
Sonstige	30

j) Extremitäten

Das männliche Geschlecht ist häufiger betroffen (n = 257) als das weibliche (n = 197). Häufigkeitsgipfel (Abb. 31a, b) ist etwa der Zeitpunkt der Geburt, danach werden Extremitätenmißbildungen seltener im Obduktionsgut beobachtet. Tabelle 20 entschlüsselt die Diagnosen — insgesamt handelt es sich um schwere Defekte.

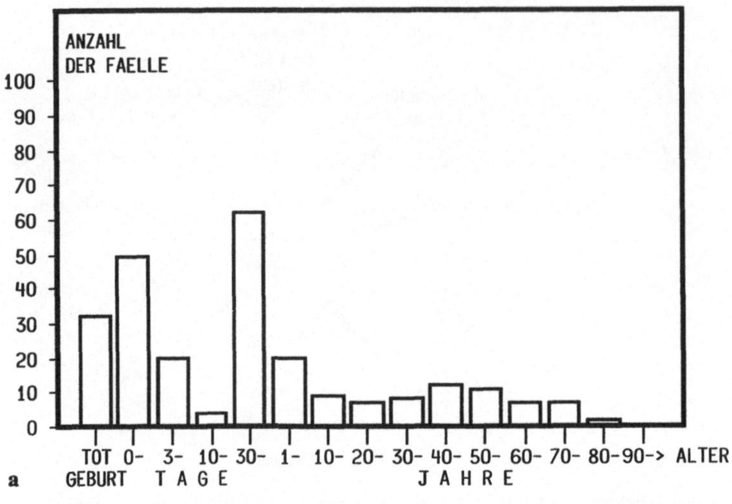

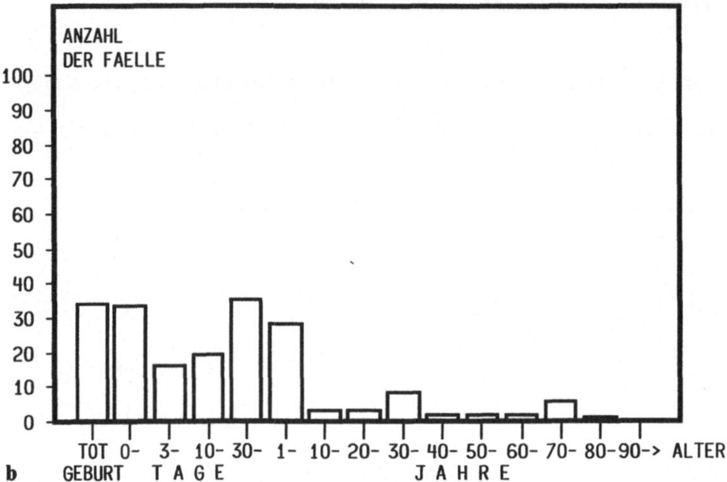

Abb. 31a, b. Anteil der Mißbildungen der Extremitäten $(n_1 + n_2 = 471)$ am Obduktionsgut 1841–1981 $(n = 77\,503)$. Männer: $n_1 = 257$ **(a)**; Frauen: $n_2 = 197$ **(b)**

Positive Assoziationen bestehen (für das männliche Geschlecht) zu den Organen des Abdomens sowie (für das weibliche Geschlecht) zum Genitalsystem (Abb. 32). Hoch positiv korrelieren Mißbildungen des Zentralnervensystemes, des Gesichtsschädels und des Skelettsystemes. Negative Beziehungen zeigen sich für Mißbildungen des Herz-Kreislaufsystemes (nur für Männer) und des uropoetischen Systemes.

Extremitäten und Gesichtsschädel sind etwa zur gleichen Zeit in ihrer Entwicklung abgeschlossen (bis zur 8. bzw. 9. Woche; Abb. 48, s. S. 93). Die teratogenetische Determinationsperiode (Abb. 46, s. S. 92) ist für die oberen Extremitäten und für die unteren Extremitäten verschieden, auch für den Gesichts-

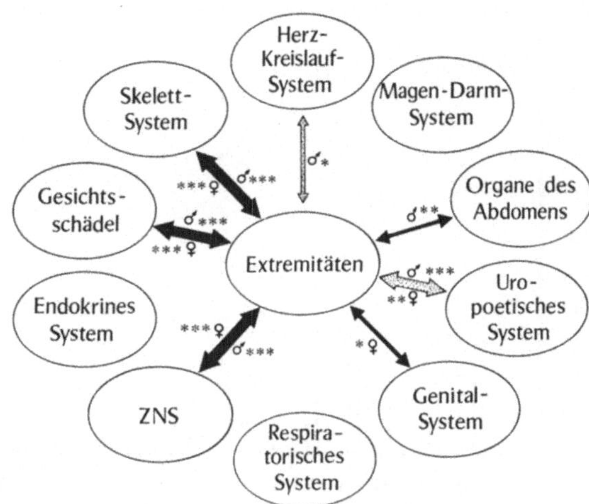

Abb. 32. Mißbildungen der Extremitäten mit Assoziationen zu Mißbildungen anderer Organsysteme. Zeichenerklärung vergleiche Abbildung 14 (S. 44)

schädel sind für die einzelnen anatomischen Bereiche unterschiedliche Determinationsperioden bekannt. Es darf festgehalten werden:

Liegen im Bereiche der Extremitäten Mißbildungen vor, so sind in der Regel mehrere Organ- und Funktionssysteme betroffen. Hierbei bestehen enge Beziehungen zwischen Skelett- und Zentralnervensystem

Die Diskussion des Thalidomid-Syndromes (Epidemiologie, kausale Pathogenese) wird bewußt vermieden. Nach anfänglichen widersprüchlichen epidemiologischen Studien und großen Schwierigkeiten, das Thalidomid-Mißbildungssyndrom experimentell nachzuvollziehen, besteht heute kein Zweifel mehr daran, daß das Thalidomid für zahlreiche Mißbildungen (nicht nur das Dysmelie-Syndrom) verantwortlich zu machen ist. Über den Wirkungsmechanismus allerdings besteht weiterhin Unklarheit (VOGEL und MOTULSKY 1979).

Zur Klärung ätiologischer Fragen kann unser Untersuchungsgut — wenn überhaupt — einen nur geringen Beitrag leisten. Die positiven Assoziationen zwischen Mißbildungen der Extremitäten mit fünf weiteren Organgruppen gegenüber den negativen mit Mißbildungen des Herz-Kreislauf- und uropoetischen Systemes sind bisher nicht beschrieben worden. Sie können als Indikator für Letalfaktoren, aber auch als geändertes Sensitivitäts-/Spezifitätsverhalten der Mütter mißgebildeten Früchten gegenüber betrachtet werden. Genetische und extragenetische Einflüsse sind denkbar.

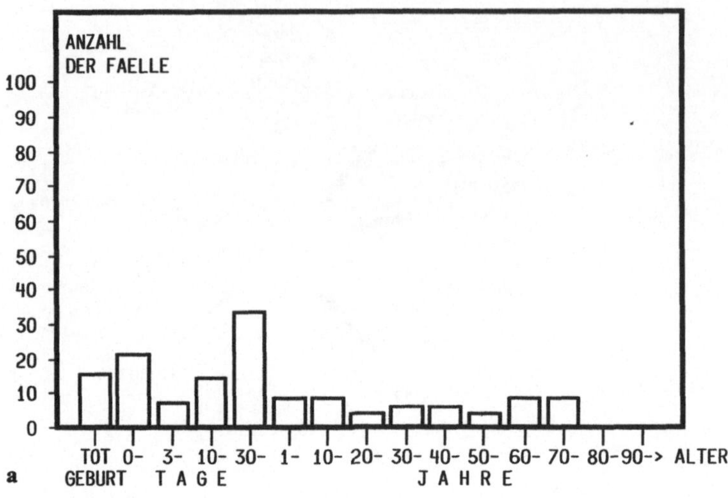

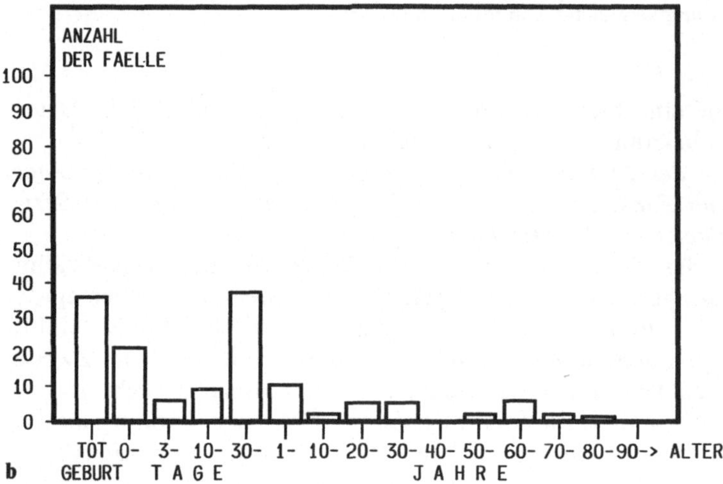

Abb. 33a, b. Anteil der Mißbildungen des Skelettsystemes ($n_1 + n_2 = 287$) am Obduktionsgut 1841–1981 (n = 77 503). Männer: $n_1 = 143$ **(a)**; Frauen: $n_2 = 144$ **(b)**

k) Skelettsystem

Mißbildungen des Skelettsystemes (Abb. 33a, b) finden sich bei beiden Geschlechtern gleichhäufig in insgesamt 287 Obduktionsfällen. Die Verteilung ist etwa gleichmäßig, ein geringer Häufigkeitsgipfel ist zum Zeitpunkt der Geburt zu verzeichnen. Wie Tabelle 21 zeigt, handelt es sich um schwere Defekte ohne Berücksichtigung der Extremitäten.

Signifikant positive Beziehungen (Abb. 34) finden sich mit den Organen des Abdomens (für Männer), für das Zentralnervensystem, für das endokrine

Tabelle 21. Einzelbefunde des Skelettsystemes in absoluten Ziffern. Mehrfachnennungen möglich

Skelettsystem	Häufigkeit (absolute Ziffern)
Abnorme Schädelform (ohne Lückenschädel)	68
Kyphose, Skoliose, Lordose	68
Lückenschädel	68
Spaltwirbel	39
Beckenspalte	16
Trichterbrust	14
Rippenanomalien	8
Hemihypertrophie einer Körperseite	3
Skelettdefekte, sonstige	27

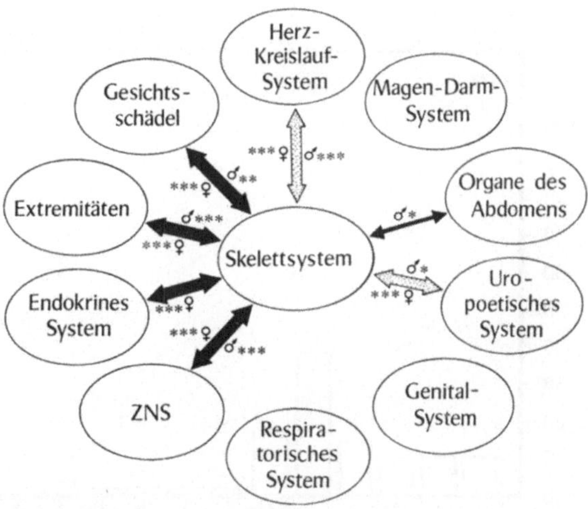

Abb. 34. Mißbildungen des Skelettsystemes mit Assoziationen zu Mißbildungen anderer Organsysteme. Zeichenerklärung vergleiche Abbildung 14 (S. 44)

System, für die Extremitäten sowie für den Gesichtsschädel. Negativ ist die Beziehung zum Herz-Kreislaufsystem und zum uropoetischen System. Diese Assoziationen wurden bereits im einzelnen besprochen, sie entsprechen im wesentlichen dem Abhängigkeitsspektrum der Extremitäten-Mißbildungen.

Das assoziative Spektrum von Skelett- und Extremitäten-Mißbildungen entspricht sich weitgehend. Mit diesem Befund sind ähnlich gelagerte pathogenetische Voraussetzungen wie auch gleichlautende extragenetische Einflüsse in Einklang zu bringen (aufgrund unterschiedlicher Klassifikation divergierende Angaben: BUSCH 1980).

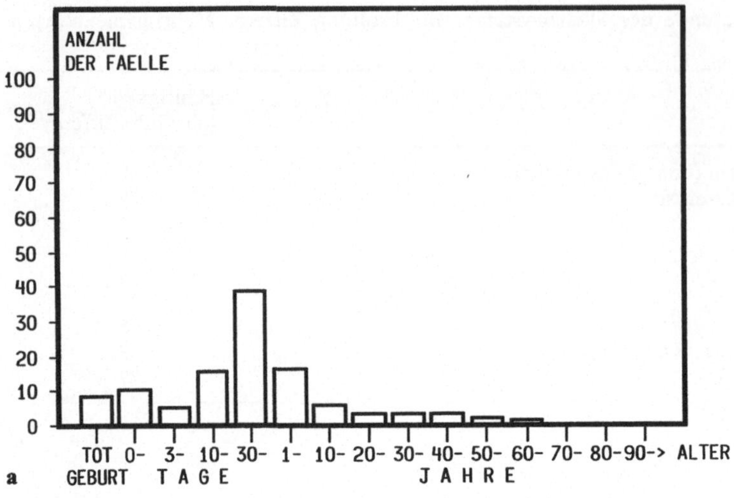

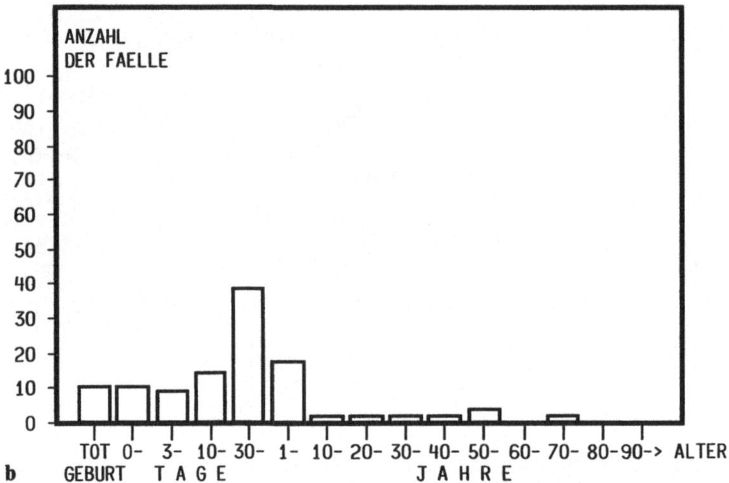

Abb. 35a, b. Anteil mit Mißbildungssyndromen $(n_1 + n_2 = 221)$ am Obduktionsgut 1841–1981 $(n = 77\,503)$. Männer: $n_1 = 111$ **(a)**; Frauen: $n_2 = 110$ **(b)**

l) *Syndrome*

Zu einem Syndrom (Tabelle 22) als zugehörig erkannte Einzelbefunde sind nur unter dem entsprechenden Syndrom und nicht in den zuvor erläuterten Zusammenstellungen enthalten. Lediglich ausdrücklich nicht zu einem Syndrom gehörende zusätzliche Einzelbefunde veranlaßten eine gesonderte Dokumentation. Beispiel: Herzmißbildung und Down'-Syndrom wurden nicht — Herzmißbildung jedoch in Kombination mit dem adrenogenitalen Syndrom zusätzlich dokumentiert und ausgewertet. — Erstaunlich sind die nicht seltenen Beobachtungen in höheren Altersklassen (Abb. 35a, b).

Tabelle 22. Einzelbefunde der (nicht ausschließlich organbezogenen) Syndrome in absoluten Ziffern. Die Nomenklatur entspricht LEIBER und OLBRICH (1981)

Syndrome	Häufigkeit (absolute Ziffern)
Down'-Syndrom	94
Arnold-Chiari'-Syndrom	21
Situs inversus totalis'-Syndrom	13
Zwergwuchssyndrome	12
Chondrodysplasia punctata'-Syndrome	9
Ivemark'-Syndrom	8
Marfan'-Syndrom	8
Myatonia congenita Oppenheim (Oppenheim-Krankheit)	6
Robin'-Syndrom	6
Potter'-Syndrome	5
Turner-Kieser'-Syndrom	5
Trisomie 14-Syndrom	3
Franceschetti'-Syndrom I	3
Osteogenesis imperfecta'-Syndrome	3
Westenhöfer'-Trias	2
Crouzon'-Syndrom	2
Bonnevie-Ullrich'-Syndrom	2
Rossi'-Syndrom	2
Progerie'-Syndrom	1
Holt-Oram'-Syndrom	1
Adrenogenitales Syndrom	1
Klinefelter-Reifenstein-Albright'-Syndrom	1
Apert'-Syndrom I	1
Klippel-Feil'-Syndrom	1
Riesenwuchs'-Syndrom	1
Pringle-Bourneville'-Syndrom	1

4. Cluster

Assoziationen mehrerer Variabler untereinander lassen sich zu übergeordneten Abhängigkeitsmustern zusammenfassen. Die Variablen werden, insofern eine (positive oder negative) signifikante Beziehung besteht, durch eine Strecke verbunden. Das auf diese Weise entstehende Abhängigkeitsgerüst wird als *Cluster* bezeichnet. *Cluster sind Zusammenfassungen von Abhängigkeiten unter formalen Gesichtspunkten.*

Positive Assoziationen beider Geschlechter (Abb. 36) zwischen Mißbildungen des Skelettsystemes, des Zentralnervensystemes, dem Gesichtsschädel und der Extremitäten ergeben einen *Ring*, der durch die zusätzlichen Abhängigkeiten untereinander als *voller Ring* bezeichnet wird. Dies bedeutet: *Diese Variablen sind über das Maß ihrer jeweiligen Einzelabhängigkeiten hinaus miteinander gekoppelt.* Dem vollen Ring gegenüber steht die *Kette* der Assoziationen zwischen dem Magen-Darm-System, dem respiratorischen System und den Organen des Abdomens.

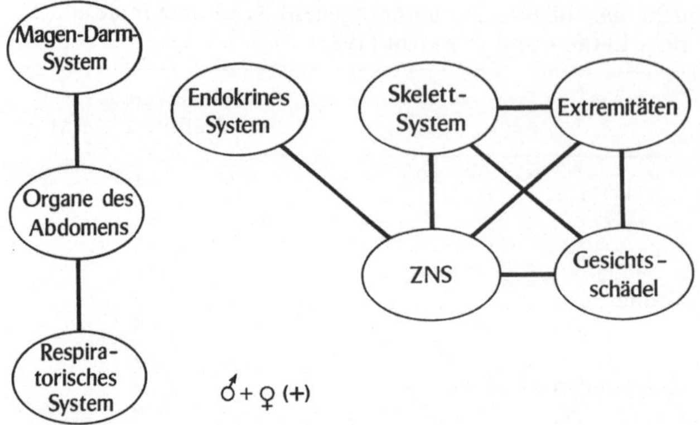

Abb. 36. Zusammenstellung der positiven Assoziationen (Cluster) für beide Geschlechter. Die Abhängigkeiten zwischen den Mißbildungen des Skelettsystemes, der Extremitäten, des Gesichtsschädels und des Zentralnervensystemes ergeben einen vollen Ring

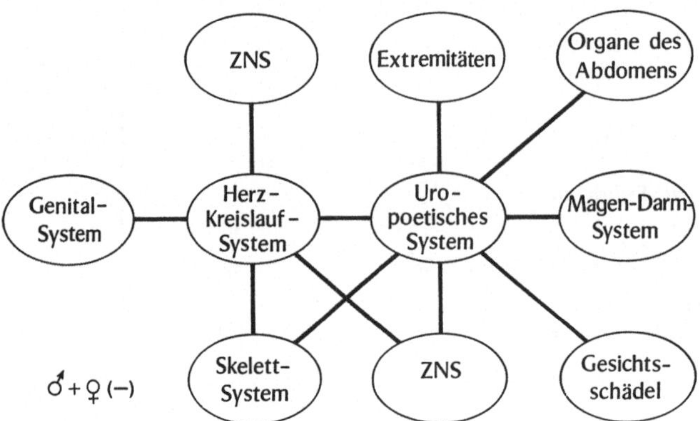

Abb. 37. Zusammenstellung der negativen Assoziationen (Cluster) für beide Geschlechter. Mißbildungen des Genitalsystemes, des Herz-Kreislauf-Systemes, des uropoetischen Systemes und des Magen-Darm-Systemes des uropoetischen Systems und des Magen-Darm-Systemes fügen sich zu einer Kette. Mißbildungen des uropoetischen Systemes korrelieren mit 7 weiteren Mißbildungsgruppen negativ

Ein formal-ähnliches Bild ergibt sich für beide Geschlechter, wenn die negativen Assoziationen der entsprechenden Variablen in gleicher Weise zu Clustern zusammengefügt werden (Abb. 37). Mißbildungen des Herzkreislaufsystemes, des uropoetischen Systemes und des Skelettsystemes bilden einen *Ring* einerseits, diejenigen des Herz-Kreislaufsystemes, des uropoetischen Systemes und des Zentralnervensystemes einen solchen andererseits. Zusammen ergeben diesen einen *unvollständigen vollen Ring*. Die zahlenmäßig häufigsten negativen Korrelationen finden sich beim uropoetischen System (gleichzeitig mit sieben anderen Organsystemen).

Die nur für das männliche bzw. weibliche Geschlecht positiv korrelierenden Variablen (Abb. 38, 39) fügen sich lediglich zu Ketten. Analog ist die

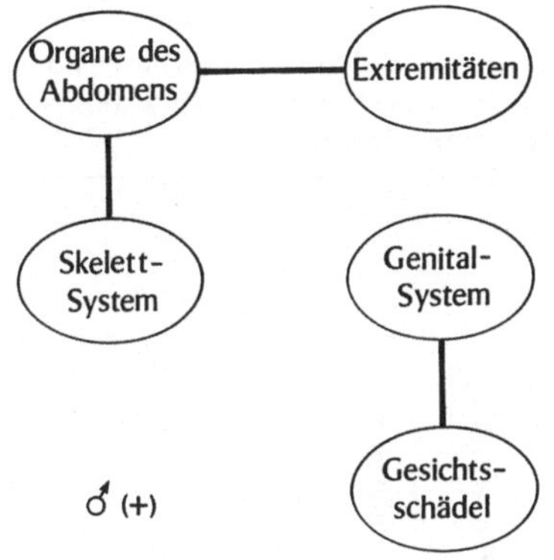

Abb. 38. Zusammenstellung
der positiven Assoziationen (Cluster)
für Männer

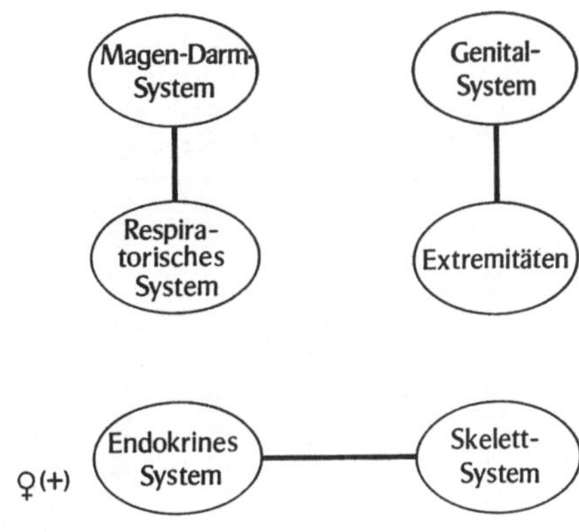

Abb. 39. Zusammenstellung
der positiven Assoziationen (Cluster)
für Frauen

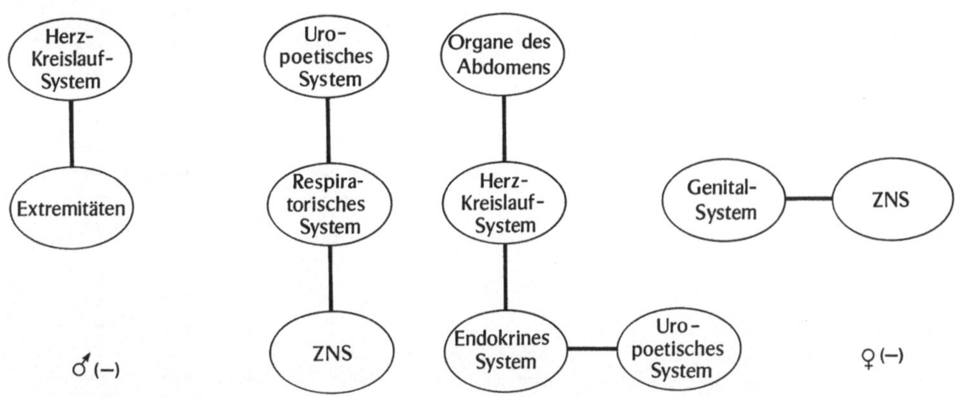

Abb. 40. Zusammenstellung
der negativen Assoziationen (Cluster)
für Männer

Abb. 41. Zusammenstellung
der negativen Assoziationen (Cluster)
für Frauen

Situation für negativ korrelierende Variablen (Abb. 40 und 41) getrennt für
beide Geschlechter. Beim weiblichen Geschlecht findet sich eine Kette aus vier
Variablen.

Den Clusteranalysen sind Assoziationsbündel zu entnehmen, die auf geneti-
sche oder extragenetische Faktorengruppen ebenso wie auf Eliminations- und Se-
lektionsphänomene hinweisen. Einzelne Abhängigkeitsmuster lassen systemati-
sche (wenn nicht gar syndromatische) Koppelungen erkennen.

5. Syndromatische Interrelationen

Betrachtet man drei Variablen (A, B, C), so können diese untereinander abhängig sein (AB, AC, BC), aber auch eine hiervon unabhängige zusätzliche statisti-

Tabelle 23. Syndromatmische Interrelationen der verschiedenen Organsysteme, getrennt nach Geschlechtern. Aufgeführt sind diejenigen positiven Testergebnisse, welche im dreidimensionalen χ^2-Test für drei Variable gleichzeitig signifikant positiv ausgefallen sind ($\chi^2_{(ABC)}=$ 0,05*, ≤0,01**; ≤0,01***). Negative Interrelationen sind nicht angegeben

Herz-Kreislauf-System	Magen-Darm-System	Organe des Abdomens	Uropoetisches System	Genitalsystem	Respiratorisches System	Zentralnervensystem	Endokrines System	Gesichtsschädel	Extremitäten	Skelettsystem	♂	♀
+	+			+							***	**
+	+				+						***	***
+	+	+									***	**
+	+						+				*	
+	+							+			**	**
+	+								+		***	***
+	+									+	**	
+				+	+							**
+		+		+								**
+				+				+				***
+				+					+		***	***
+				+						+		*
+	+				+						***	**
+					+		+				**	
+		+						+			**	*
+		+							+		***	**
+		+								+	**	*
+						+	+					**
+						+				+	***	**
+							+	+			***	
+							+	+				
+								+	+		***	***
+								+		+		*
	+		+	+							***	***
	+		+		+						***	***
	+	+	+								***	
	+		+					+			**	*
	+		+						+		***	***
	+		+							+	***	**
	+	+	+								***	
	+			+			+				**	
	+			+				+			*	***
	+			+			+				***	***
	+	+		+							***	*
	+	+				+					*	
	+	+						+			***	*
	+	+							+		**	
	+					+	+				*	
	+					+		+				*
	+							+	+		***	***
	+							+		+	***	

Tabelle 23. (Fortsetzung)

Herz-Kreislauf-System	Magen-Darm-System	Organe des Abdomens	Uropoetisches System	Genitalsystem	Respiratorisches System	Zentralnervensystem	Endokrines System	Gesichtsschädel	Extremitäten	Skelettsystem	♂	♀
	+								+	+	**	
			+	+	+						**	***
		+	+	+							***	**
			+	+				+				**
			+	+					+			*
		+	+		+							**
			+		+			+			***	
			+		+					+		**
		+	+			+					***	***
		+	+					+			***	**
		+	+						+		***	
		+	+							+	***	***
			+			+			+			*
			+			+				+	*	*
			+				+		+		*	
			+					+	+			*
			+					+	+	+	*	
			+						+	+	**	
			+						+	+	*	**
				+	+	+					*	**
				+	+	+						*
				+	+				+			*
			+	+					+			**
		+	+	+					+		***	
				+	+		+		+			**
				+	+				+			***
				+		+		+	+			***
				+		+			+			**
				+		+				+		**
				+			+	+	+		***	***
				+			+			+	*	
				+				+	+	+	***	***
		+						+		+		*
		+					+	+			***	
		+					+	+		+	***	**
		+						+	+		***	
		+				+		+	+	+	***	***
							+	+	+	+		***
								+	+	+	***	***

sche Beziehung gemeinsam aufweisen (ABC). Die Beziehung ABC wird nachfolgend als *syndromatische Interrelation* bezeichnet.

Die positiven syndromatischen Interrelationen sind in Tabelle 23 aufgeführt. Es fällt auf, daß bei den Geschlechtern deutliche Unterschiede bestehen. Kombinationen beispielsweise zwischen dem Herz-Kreislauf- und dem Genital-System sind zusammen mit anderen Mißbildungen überwiegend für Frauen, Mißbildungen des uropoetischen Systems mit dem Skelettsystem gleichzeitig mit dem Gesichtsschädel und den Extremitäten für das männliche Geschlecht syndromatisch gekoppelt. Für die untersuchten 11 verschiedenen Organsysteme ergeben sich 59 signifikant positive syndromatische Interrelationen für Männer und 62 für Frauen.

Interrelationen zeigen teilweise positive Korrelationen der einzelnen Variablen untereinander (AB, AC, BC). In anderen Fällen wurden negative Korrelationen der einzelnen Variablen bei positiver syndromatischer Interrelation (ABC) beobachtet. Auch Unabhängigkeit der einzelnen Variablen bei syndromatischer Interrelation kommt vor.

Was bedeutet dies?

Syndromatische Interrelationen vermögen Hinweise zu geben auf

- eine *gemeinsame Pathogenese* von Mißbildungen verschiedener Organsysteme;
- *wechselseitige Abhängigkeiten* der genetischen Repräsentation;
- die Eigenschaft als *intrauteriner Letalfaktor* unter Berücksichtigung mehrerer Lokalisationen bzw. Organsysteme;
- übergeordnete Assoziationsmuster und können somit auf *echte Syndrome* hindeuten;
- besondere *wechselseitige morphogenetische Abhängigkeiten* zwischen Organmißbildungen und Gesamtorganismus;
- übergeordnete *Mechanismen der Pathogenese* und *Morphogenese;*
- das noch gänzlich unbekannte *Wechselspiel zwischen kindlicher Mißbildung und Abortverhalten der Mutter*;
- *intrauterine Selektionseffekte* im Dienste der Phylogenese.

Hier soll auf Einzelergebnisse nicht eingegangen werden, der gegenwärtige Kenntnisstand für eine sinnvolle Interpretation ist zu gering. Jedoch sind der Tabelle Anregungen für weitere Untersuchungen zu entnehmen.

6. Mißbildung und Krebs

Im Obduktionsgut (1841 bis 1981) fanden sich insgesamt 328 Fälle (Abb. 42 a–d; Tabelle 24), die gleichzeitig einen bösartigen Tumor und Mißbildungen aufwiesen. In Tabelle 25 (Abb. 43 a, b) sind für beide Geschlechter getrennt die Lokalisation des Tumors (weit überwiegend Carcinome) und die Lokalisation der Mißbildung aufgeführt (für die Jahre 1974 bis 1978; n = 82). Es fällt auf, daß (mit einer Ausnahme) der Tumor nicht in dem mißgebildeten Organ bzw. Organsystem vorgefunden wurde (die Ausnahme ist: bösartige Tumoren des Magen-Darm-Traktes bei männlichem Geschlecht mit Meckel'-Divertikel).

Tabelle 24. Bösartige Tumoren und Mißbildungen in Abhängigkeit von der Art der Tumoren, Alter und Geschlecht (Obduktionsgut 1841–1981)

	Mißbil-dungen (=100)	Männer Mb+Tumoren epithelial	nicht-epithelial	%	Mißbil-dungen (=100)	Frauen Mb+Tumoren epithelial	nicht-epithelial	%	Tumoren	Mißbil-dungen
Totgeburt	126	2	1	3	2,4	179	0	1	1	0,6	4	305
– unter 1	949	6	4	10	1,1	696	3	2	5	0,7	15	1 645
– 29	330	5	6	12	3,3	280	8	1	9	3,2	20	610
– 39	90	11	4	15	16,7	82	5	4	9	11,0	24	172
– 49	138	25	4	30	21,0	71	15	3	18	25,4	47	209
– 59	156	38	7	46	28,8	90	25	1	27	28,9	71	246
– 69	149	35	1	37	24,2	102	33	1	35	33,0	70	251
– 79	131	36	1	38	28,2	101	21	2	23	22,8	60	232
– 89	24	5	0	5	20,8	31	10	1	11	35,5	16	55
90	0	0	0	0	0	4	0	1	1	25,0	1	4
	2 093	163	28	196		1 636	120	17	139		335	3 729

Nur Mißbildungen der Arterien und des Nierenbeckens sind bei beiden Geschlechtern gleichermaßen als Tumorrisiko aufgetreten.

Die statistische Prüfung erfolgt in mehreren Teilschritten. Aus der Vierfeldertafel (Tabelle 26) errechnet sich eine hochsiginifikante Testgröße
($\chi^2 = 232.27$; ***), die Abhängigkeit ist jedoch bei einem Erwartungswert von
678 gegenüber dem beobachteten Wert von 328 der Kombinationsfälle negativ.
Die Geschlechter zeigen zwischen epithelialen und nichtepithelialen Tumoren
(Tabelle 27) Gleichverteilung. Bei Mißbildungen und Krebs (aller Lokalisationen) ergibt sich für Männer (Tabelle 28) und Frauen (Tabelle 29) Unabhängigkeit. Diese Tabellen beschränken sich auf Verstorbene mit einem Sterbealter von 30 Jahren und mehr. Entsprechende Rechnungen für alle Altersklassen und bösartige Tumoren sind in Tabelle 26 aufgeführt.

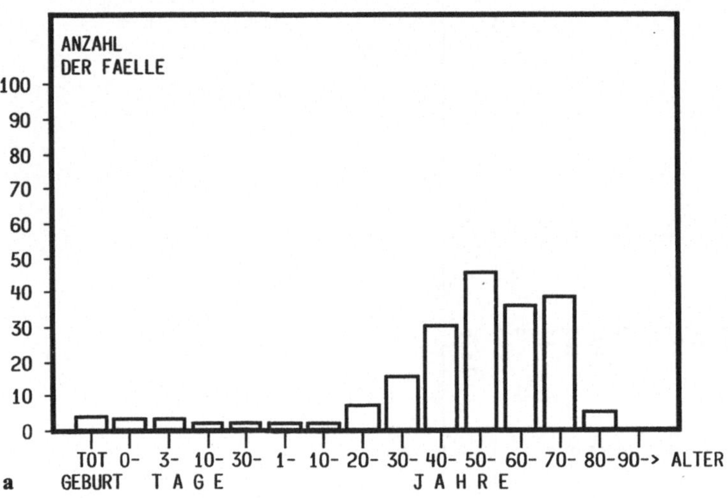

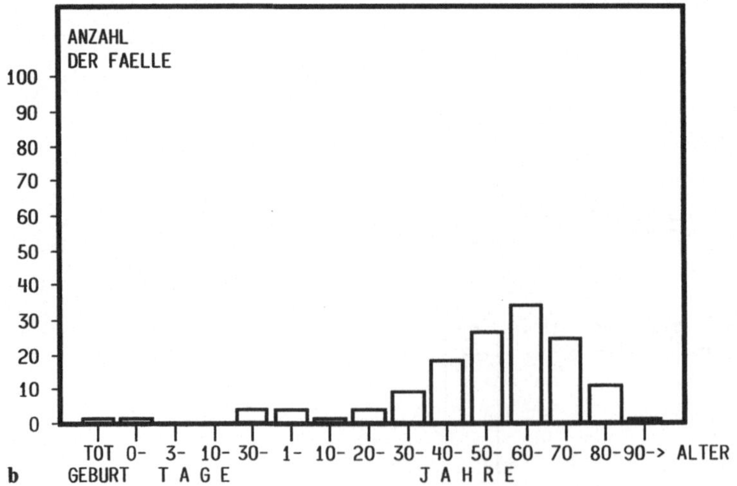

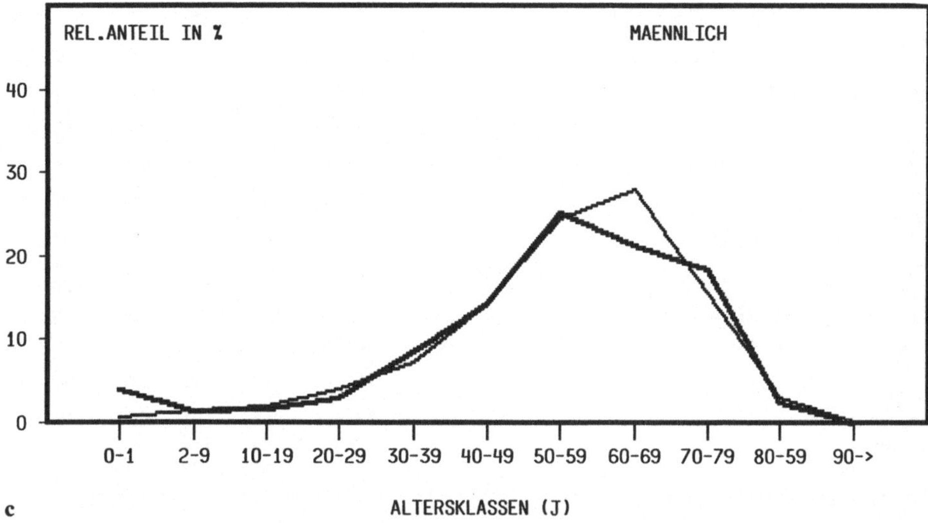

c

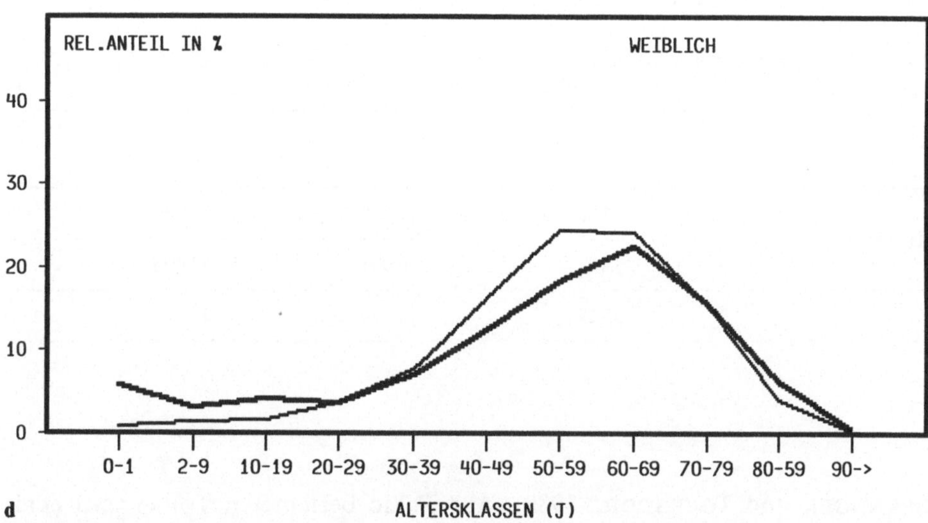

d

Abb. 42a–d. Anteil der Fälle von Mißbildungen und bösartigen Tumoren ($n_1 + n_2 = 328$) am Obduktionsgut 1841–1981 ($n = 77\,503$). Männer: $n_1 = 192$ **(a)**; Frauen: $n_2 = 136$ **(b)**; — Krebs ohne Mißbildungen ($N_1 = 7\,026$), — Krebs mit Mißbildungen ($N_2 = 191$) **(c, d)**

Bestimmte Tumorformen und -lokalisationen mit und ohne genetischen Hintergrund bzw. Mißbildungen werden von BOLANDE (1979) und LYNCH und LYNCH (1978) sowie SOGGE et al. (1979) für das Klinefelter'-Syndrom referiert. Auf die besonderen Bedingungen des Wilms'-Tumors, des Neuroblastoms, des multiplen Basalzellsyndromes und ähnliches soll nicht eingegangen werden, sie spielen, wie auch andere Tumoren, in unserer Zusammenstellung eine zahlenmäßig nur geringe Rolle (HERTL et al. 1980; LAMPERT 1980;

Tabelle 25. Mißbildungen und Krebs (Obduktionsgut 1841–1981). Mehrfachnennung wegen Mißbildungen mehrerer Organsysteme möglich

| | Mißbildungen | | | | | | |
| | Krebs + | | | | Krebs − | | $\sum$ | $\sum$ |
	♂	(%)	♀	(%)	♂	♀	♂	♀
Herz	50	5,5	34	5,1	853	627	903	661
Magen-Darm	18	6,3	7	3,1	267	216	285	223
Niere und Harnsystem	89	15,6	58	11,8	483	349	572	407
Genitale	22	14,5	16	8,2	130	179	152	195
Lunge	12	6,0	12	6,7	187	167	199	179
Abdomen (außer Magen-Darm)	19	7,8	20	9,4	125	192	244	212
Zentralnervensystem	6	2,3	6	2,1	250	282	256	288
Endokrinium	6	8,5	1	1,5	65	67	71	68
Gesicht	4	2,3	2	1,2	167	171	171	173
Extremitäten	18	6,6	6	3,0	256	191	274	197
Skelett	11	7,7	5	3,5	131	137	142	142
Syndrome	6	5,4	1	1,0	105	109	111	110

Tabelle 26. Vierfeldertafel zur Berechnung der Abhängigkeit Mißbildungen–Krebs. Das Testergebnis ist mit $\chi^2 = 232.27$ (***) hochsignifikant

| | | Mißbildungen | | |
		+	−	$\sum$
Krebs	+	328	15 769	14 097
	−	3 401	6 005	63 406
	$\sum$	3 729	21 774	77 503

SPRANGER und TOLKSDORF 1980). Aus Tokio berichteten TOBAYASHI et al. (1968) von 371 Kindern mit bösartigen Tumoren. 41% hatten gleichzeitig Mißbildungen, überwiegend handelte es sich um WILMS'-Tumoren. Hierher gehören auch zahlreiche skurille Einzelbeobachtungen (z.B. Fetus in fetu (u.a. FIEDLER und RÖSE 1974)).

Auf MILLER (1969) geht eine korrelationsstatistische Untersuchung anhand der Sterbebescheinigungen zurück (n = 29 457). Wegen starker methodischer Mängel können die einzelnen positiven Korrelationen zwischen Mißbildungen und Krebs nicht gewertet werden.

Sieht man von — statistisch nicht ins Gewicht fallenden — syndromatischen Koppelungen ab, so darf festgehalten werden:
Bösartige Tumoren und Mißbildungen sind statistisch unabhängig. Korrelative Beziehungen bestehen weder hinsichtlich der betreffenden Organe/Organsysteme

a

♂ Tumor, bösartig	♂ Mißbildung	♂+♀ Mißbildung	♀ Tumor, bösartig	♀ Mißbildung
Nase	Knochen Niere Ureter			
Pleura	Meckel'Divertikel		Larynx	Pankreas
Mund	Rückenmark	Arterien	Ösophagus	
Ösophagus				Knochen Leber
			Dünndarm	Milz
			Colon	Arterien Leber
Rectum	Arterien Niere			
Leber	Niere Gehirn			
Pankreas	Nebeniere Niere		Pankreas	Lunge

b

♂ Tumor, bösartig	♂ Mißbildung	♂+♀ Mißbildung	♀ Tumor, bösartig	♀ Mißbildung
Niere	Milz Colon Rückenmark Forbus'Aneurysma		Niere	Lunge
			Harnblase	Leber
Schilddrüse	Meckel'Divertikel		Häm.-Lymph. System	
Häm.-Lymph. System	Nebenniere Penis	Nierenbecken		Uterus
M.Hodgkin	Niere Penis Oberkiefer			
			Rückenmark	Arterien
peripheres Nervensytem	Arterien		Hüllen des ZNS	Leber Lunge
			Ovar	Schilddrüse
			Portio	Leber
Skelett	Hoden			
Magen-Darm -Trakt	Meckel'Divertikel			
Respirations- trakt	Meckel'Divertikel			

Abb. 43a, b. Anteil der Fälle mit Mißbildungen und bösartigen Tumoren am Obduktionsgut 1974–1978 (n = 6263). Lesebeispiel (Abb. 43a): Bösartige Tumoren des Oesophagus gehen gemeinsam bei Männern und Frauen mit Arterienmißbildungen, bei Frauen zusätzlich mit Mißbildungen von Knochen und Leber

Tabelle 27. Vierfeldertafel zur Prüfung der Abhängigkeit zwischen Mißbildungen und epithelialen bzw. nicht-epithelialen Tumoren (gesondert für Männer und Frauen). Die Prüfgröße ($\chi^2 = 0{,}37$) ist nicht signifikant. Innerhalb der Vierfeldertafel in Klammern gesetzte Werte sind Erwartungswerte, die in Klammern gesetzte Werte der letzten Zeile sind die Relativzahlen an der Gesamtzahl der Träger mit Mißbildungen und bösartigen Tumoren

| | | Mißbildungen | | |
		♂	♀	Σ
bösartige Tumoren	epithelial	166 (168)	121 (119)	287
	nicht-epithelial	30 (28)	18 (20)	48
	Σ	196 (9,2)	139 (8,4)	335 (8,7)

Tabelle 28. Vierfeldertafel zur Prüfung der Abhängigkeit von Mißbildungen und Krebs bei Verstorbenen mit einem Sterbealter von mehr als 30 Jahren (nur für das männliche Geschlecht). Bei Mehrfachmißbildungen wurde nur die schwerwiegendere Mißbildung gezählt, Mehrfachzählung nicht möglich. Die Prüfgröße ist ($\chi^2 = 0{,}85$) nicht signifikant

| | | Mißbildungen | | |
		+	−	Σ
Krebs	+	77	8 220	8 297
	−	215	20 372	20 587
	Σ	292	28 592	28 884

Tabelle 29. Vierfeldertafel zur Prüfung der Abhängigkeit von Mißbildungen und Krebs bei Verstorbenen mit einem Sterbealter von mehr als 30 Jahren (nur für das weibliche Geschlecht). Bei Mehrfachmißbildungen wurde nur die schwerwiegendere Mißbildung gezählt, Mehrfachzählung nicht möglich. Die Prüfgröße ist ($\chi^2 = 1{,}26$) nicht signifikant

| | | Mißbildungen | | |
		+	−	Σ
Krebs	+	54	5 746	5 800
	−	146	13 050	13 196
	Σ	200	18 796	18 996

noch zwischen den Geschlechtern oder bei Vergleichen mit der Art (epithelial — nicht-epithelial) der Tumoren. Beschränkt man den Test auf die „tumorfähigen" Altersklassen (≥ 30 Jahre) und ein Organ/Organsystem, so ergibt sich ebenfalls Unabhängigkeit.

Hinzugefügt werden muß, daß diese Aussagen *nicht* einen fehlenden Zusammenhang zwischen genetischen Faktoren und Krebs bedeuten (LYNCH 1976; MULVIHILL et al. 1977; RÜDIGER 1978; SCHIMKE 1978; GELBOIN et al. 1980; HARRIS et al. 1980), die hier gemachten Aussagen beziehen sich ausschließlich auf Mißbildungen.

V. Diskussion

1. Definition

In seinem 1979 in der 2. Auflage erschienenen Buch „Recognizable patterns of human malformations" fordert SMITH die strenge Unterscheidung von primären und sekundären Mißbildungen. Primäre Mißbildungen seien solche, welche in der frühen Morphogenese entstehen, sekundäre Anomalien, die zeitlich später in der Entwicklungsgeschichte einzuordnen seien. Er führt aus, daß die Morphogenese zeitlich und in ihrem Ablauf streng determiniert ist und die Ausbildung eines Defektes eine Kaskade sekundärer Anomalien nach sich ziehen kann. Aus diesem Grunde sei es nötig, Einzelmißbildungen (die möglicherweise eine ganze Serie von Fehldifferenzierungen nach sich ziehen) von multiplen primären Anomalien zu unterscheiden.

Die Forderung klingt einleuchtend, sie ist jedoch nur schwer (retrospektiv sicher nicht) zu realisieren. Hauptgrund ist unser fehlendes Wissen für die Bestimmung einzelner autoptisch verifizierter Mißbildungen als „primär" oder „sekundär".

Dem Einwand von SMITH (1979) wurde jedoch weitgehend Rechnung getragen. Das Untersuchungsmaterial wurde so gegliedert, daß die Mehrzahl der von SMITH angesprochenen sekundären Mißbildungen nicht als eigenständige Mißbildungen in Erscheinung treten können. Die meisten sekundären Mißbildungen sind innerhalb des gleichen Organsystemes angesiedelt, in denen sich die primären Mißbildungen entwickelt haben (nach der Definition von SMITH). Faßt man die Mißbildungen eines Organsystemes zu einem Oberbegriff zusammen und läßt innerhalb des Untersuchungsgutes als Zähleinheit jeweils nur Probanden (und nicht Fälle oder Einzelmißbildungen) zu, so wird eine Fehlinterpretation durch Scheinkorrelationen weitgehend vermieden. *Andererseits muß in Kauf genommen werden, daß unbekannte Assoziationen zwischen einzelnen Organdefekten eines Systemes übersehen werden.* Diese Möglichkeit der Fehlinterpretation ist als wahrscheinlicher, aber nicht als schwerwiegender einzustufen.

Zur Prüfung dieser Frage haben wir eine Matrix aller 292 Einzeldiagnosen untereinander erstellt, die Assoziationen zwischen Einzelmißbildungen aufzeigt. Die Matrix ist dünn besetzt, sie zeigt Beobachtungskombinationen derart, wie sie nach SMITH als sekundär einzustufen sind. Auf eine Berechnung der $n \cdot (n-1) = 292(292-1) = 84\,972$ Tafeln wurde verzichtet.

2. Untersuchungsgut und Statistik

Die Mängel statistischer Angaben aus geburtshilflichen Krankenanstalten sind bekannt (SCHUBERT 1959). Klinische Angaben (auch Sterbebescheinigungen) sind das Ausgangsmaterial von ROBERTS und POWELL (1975). Sie errechnen an dem großen Material ($n = 90\,921$ Einzelgeburten; $n_1 = 3\,242$ Fälle mit Mißbildungen) zahlreiche hochsignifikante positive Interrelationen. Die Einwände richten sich gegen das Material, aber auch gegen die Diagnosen (zahlreiche Sekundärdefekte) und die Methodik (Erwartungswerte nicht mitgeteilt).

Korrelationsstatistische Untersuchungen aus dem Obduktionsgut wurden nur vereinzelt mitgeteilt. Auf eine Darstellung (SOTELO-AVILA und SHANKLIN 1967) soll ausführlicher eingegangen werden. Die Autoren geben (in ihrer Tabelle 8) signifikante Unterschiede in der Koinzidenz von Mißbildungen nach Organsystemen bei 829 Autopsien an. Die von ihnen getesteten 16 Vierfelder-Tafeln sind hochsignifikant. Wie aus der Tabelle der Erwartungswerte und den beobachteten Werten hervorgeht, liegen zwar signifikante, jedoch negative Korrelationen vor. Die Diskussion ignoriert dieses Phänomen.

In dieser Arbeit wurde erstmalig mit statistischen Methoden (wenn auch implizit) auf negative Korrelationen zwischen den einzelnen Mißbildungen bzw. Mißbildungsgruppen im Obduktionsgut hingewiesen (wenn auch die Interpretation vermieden bzw. eine Diskussion übergangen wurde).

Erstaunlich weitgehende und aus heutiger Sicht „zutreffende" Folgerungen finden sich in einzelnen älteren Arbeiten. So nimmt bereits GRUBER (1928, 1934) zur Frage gekoppelter Mißbildungen Stellung. In seinen Ausführungen wird der Syndrombegriff (im heutigen Sinne) praktisch vorweggenommen. GÜNTHER (1948) stellt statistische Betrachtungen an. Seine wahrscheinlichkeitstheoretischen Überlegungen sind korrekt, sie entsprechen den heutigen etwas pauschalierenden Testen. Wie GRUBER geht auch GÜNTHER ausschließlich auf positive Korrelationen ein. Beide diskutieren die möglichen Ursachen für ein überzufälliges positives Zusammengehen einzelner Mißbildungen und sehen hierin Hinweise in einer Koppelung in einem bzw. zwischen mehreren Genen — eine Interpretation, der auch heute nicht viel hinzuzufügen ist.

EVANS und POLANI (1980) berichten von 8\,390 Kindersektionen, von denen 1\,249 angeborene Mißbildungen zeigen. Die von ihnen abgedruckte Tabelle (ihre Tabelle 4) vergleicht (ähnlich wie SOTELO-AVILA und SHANKLIN 1967) Mißbildungsgruppen überwiegend geordnet nach Organsystem (Anzahl der untersuchten Gruppen: 13). Auffallend ist auch hier, daß die überwiegende Mehrzahl der signifikanten Korrelationen negative Abhängigkeiten beschreibt. Die Autoren gehen nur am Rande auf dieses Phänomen ein, die Arbeit von SOTELO-AVILA und SHANKLIN wird nicht zitiert.

Eine konsequente Unterscheidung positiver und negativer Korrelationen verschiedener Mißbildungen im Obduktionsgut wird in der uns zugänglichen Literatur nicht getroffen. Aus Graz berichtet KERL (1969) anhand von 23\,809 Obduktionen Kombinationen der Herz-Gefäßmißbildungen mit Mißbildungen anderer Organe und Organsysteme. Einzelne der Mißbildungskombinationen werden als positiv signifikant beschrieben, tatsächlich korrelieren sie jedoch negativ. Die Fallot'-Tetralogie soll hochsignifikant mit der Omphalocele assoziieren (GREENWOOD et al. 1974). Das Material ist stark selektiert, wobei die Aussage der positiven Korrelation als Selektionseffekt zu werten ist. Ähnliche Vorbehalte müssen gegenüber den Mitteilungen von KELEMEN (1974) und RAO et al. (1975) angemeldet werden.

Hinweise auf Kombinationen von Herzmißbildungen mit Mißbildungen anderer Organe und Organsysteme finden sich mehrfach. GREENWOOD et al. (1975) berichten von 1566 Kindern, die innerhalb eines regionalen Untersuchungs- und Behandlungsprogrammes beobachtet wurden. Sie zeigen außer den angeborenen Herzfehlern in 25,2% (n = 395) Mißbildungen anderer Organsysteme. Die Mitteilung impliziert, daß Herzmißbildungen signifikant mit Mißbildungen anderer Organsysteme korrelieren. Auch hier sind grundsätzliche methodische Einwände gerechtfertigt.

Eine subtile Untersuchung stammt aus der Arbeitsgruppe um EMANUEL (EMANUEL et al. 1976). In dieser sorgfältigen retrospektiven epidemiologischen Untersuchung konnten verschiedene epidemiologische Entitäten der Lippenspalten, der Lippen-Kiefer-Spalten und der Kieferspalten differenziert werden. Die Ergebnisse legen nahe, daß diesen Mißbildungen verschiedene pathogenetisch wirksame Einflußfaktoren zugeordnet werden müssen — eine Interpretation, die auch ANGERPOINTNER (1982) nach katanamnestischer Untersuchung von 1534 Kindern mit Lippen-Kiefer-Gaumen-Spalten gibt.

SCHREIBER et al. (1977) berichten von 67930 Obduktionen der Pathologischen Institute Halle und Erfurt. In beiden Instituten wurden 223 rupturierte nicht operierte Hirnbasisaneurysmen gefunden. Kombinationen dieser Mißbildung mit anderen Mißbildungen werden nicht diskutiert.

Irreführend ist auch die Mitteilung von JAIYESIMI und ANTIA (1979). 513 Kinder mit angeborenen Herzfehlern wurden untersucht und zeigten in 13% (bei 66 Fällen) Mißbildungen auch anderer Organsysteme. Anwendung und Interpretation der statistischen Methoden sind inkorrekt.

Die Mitteilung von SIMMS und CORKERY (1980) und MILUTINOVIC et al. (1980) über Kombinationen von Meckel'-Divertikel und Mißbildungen anderer Organsyxteme bzw. von Cystennieren und Lebercysten entsprechen unseren Ergebnissen — sieht man von terminologischen Differenzen ab. SIMMS und CORKERY (1980) beobachteten außer Bündelungen mit Mißbildungen des Magen-Darm-Systemes auch solche, die das Zentralnerven- und cardiovaskuläre System betreffen. Die Arbeitsgruppe um MILUTINOVIC (1980) hat bei 158 Patienten mit Cystennieren in 46 Fällen Lebercysten beobachtet. Auch hier handelt es sich um ein hochgradig selektiertes Untersuchungsgut, das Ergebnis ist nicht zu verallgemeinern.

1975 veröffentlichten ROBERTS und POWELL Untersuchungen über das Vorkommen von Mißbildungen (Birth defects) bei 90921 Einzelgeburten (Material der „South Wales Congenital Malformations Study"). Die überwiegende Mehrzahl der Mißbildungen (teilweise als Einzel-, teilweise als Systemmißbildungen aufgeführt) korrelieren signifikant (positiv?). Bis zum Ende des zweiten Lebensjahres wurden bei 2242 Kindern angeborene Mißbildungen diagnostiziert. Von diesen weisen 232 zwei oder mehr angeborene Defekte auf (etwa 7%). Auch aus diesen Zahlen ist ersichtlich, daß es sich um negative Korrelationen gehandelt haben muß. Nachrechenbare Tabellen finden sich allerdings nicht.

Für die klinischen Fragestellungen ist von Bedeutung, ob kleinere äußerlich gut erkennbare Anomalien als Indikator für größere innere Mißbildungen bzw. Mißbildungskomplexe gelten können (SMITH und BOSTIAN 1964). Soweit aus repräsentativem Untersuchungsmaterial ersichtlich, sind Zweifel an der „Indikatorfunktion" (HOOK et al. 1976) kleinerer äußerer Anomalien (überwiegend der Epidermis und deren Anhangsgebilde) anzumelden (HIGURASHI et al. 1977; MEGGYESSY und MÉHES 1977).

In der Mehrzahl der Studien wird nicht oder nur andeutungsweise auf die Auswahlkriterien des Untersuchungsgutes und auf statistische Methoden bzw. möglicherweise benutzte Programmsysteme eingegangen. Es scheint so zu sein, daß das gebräuchlichste und international am meisten verbreitete Programmpaket „Statistical Package for the Social Sciences" (SPSS) Fehlinterpretationen derart begünstigt, indem positive und negative Korrelationen leicht verwechselt werden. Der Ausdruck der Kreuztabellen (NIE et al. 1976) gibt außer den beobachteten Werten auch die relativen Werte (für Zeilen und Spalten getrennt) an, nicht aber die Erwartungswerte.

Einwände gegen die hier vorgelegte statistische Auswertung eines größeren Obduktionsgutes betreffen zwei Schwerpunkte. Diese sind
– eine inkonsistente Befunderhebung durch zahlreiche Untersucher in verschiedenen Dezenien;
– die gerichtete Auswahl zur Sektion.

Beschränkt man sich auf schwere Mißbildungen und faßt diese zu Oberbegriffen (in Organsystemen) zusammen, so ist die Gefahr des Übersehens, der Fehldiagnostik mit Benennung einer falschen Diagnose und die Abhängigkeit vom jeweiligen Wissensstand gering.

Eine gerichtete Auswahl zur oder gegen die Sektion ist nicht anzunehmen. Die Validität der möglicherweise eine solche Entscheidung beeinflussenden klinischen Diagnostik ist so gering, daß faktisch Unabhängigkeit konstatiert werden kann (GROSSE 1957; MITTMANN 1964; HÖPKER 1970). Anderenortes (in Quebec) muß mit einer Selektion gerechnet werden (MUNAN et al. 1975).

3. Pathogenese

Für mehrzellige Individuen ist die Mehrzahl der Mutationen letal oder zumindest schädlich. Für das Überleben einer Species ist ein plötzliches Ansteigen der Zahl der Mutationen nicht folgenlos (HEMMINKI et al. 1979). Angesichts der Tatsache, daß die meisten Mutationen rezessiv erblich sind, bedeutet dies, daß gegenwärtig induzierte Mutationen eine erhebliche Belastung für die Zukunft darstellen können. Die gegenwärtige genetische Belastung resultiert aus Punktmutationen von Keimzellen zurückliegender Generationen. Die bisher bekannten etwa 2800 autosomal rezessiven Krankheiten betreffen etwa 2% der Bevölkerung. Konstitutionelle chromosomale Veränderungen manifestieren sich in der Regel als schwere Mißbildungen oder Syndrome. Die Prävalenz schwerer chromosomaler Schäden zum Zeitpunkt der Geburt beträgt etwa 0,6%; mehr als 90% dieser Schäden rühren von neuen Mutationen der elterli-

chen Keimzellen her. Insgesamt gesehen sind sie jedoch nur ein kleiner Rest
schwerer selektiver Eingriffe während der Schwangerschaft, wie die Häufigkeit
chromosomaler Veränderungen bei Spontanaborten (BARSON 1980) und Totgeburten zeigt.

Von WITSCHI (1969) wissen wir, daß mehr als ⅔ aller ovulierten und befruchteten Ovula eliminiert werden (Abb. 49, s. S. 94). BOUÉ und BOUÉ (1978)
untersuchten systematisch Spontanaborte auf Chromosomenanomalien und
fanden diese in 61,5% (ähnliche Werte stammen von ASH et al. 1977). Bei Lebendgeborenen hingegen werden Chromosomenanomalien (BAULD et al. 1974)
in nur 0,5 bis 0,6% angegeben. Etwas höher ist die Rate bei induzierten Aborten, hier sind Raten von etwa 1,73% bekannt.

In Abbildung 44 sind die Folgen verschiedener Mutationseingriffe (Keim-
oder Somazelle) dargestellt (MORTON und CHIN 1978). Der befruchtete Keimling (2) einer mutierten Vater- oder einer mutierten Mutter-Keimzelle wächst
zu einem männlichen oder weiblichen Mutanten heran (5). Auch nach Generationen bleibt die Mutation im Genom fixiert (n) — unabhängig von seiner Expressivität. Wird eine Somazelle in einer frühen oder einer späten Entwicklungsphase (3, 4) getroffen, so können Mißbildungen oder bösartige Tumoren
resultieren (5). Die nachfolgenden Generationen sind mutationsfrei (n; vgl.

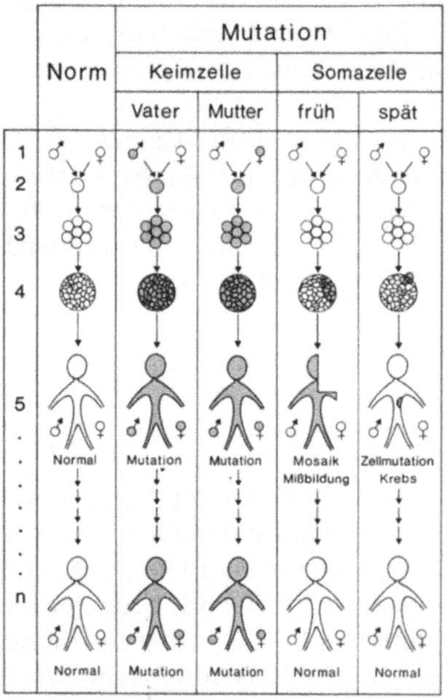

Abb. 44. Mutationseffekt bei Keim- oder Somazelle. Zeilen: *(1)* Elterliche Geschlechtszellen,
(2) Befruchtete Eizelle, *(3)* Frühes Entwicklungsstadium des Keimes, *(4)* spätes Entwicklungsstadium des Keimes, *(5)* Effekt bei der ausgewachsenen Frucht, *(n)* Folgen für nachrückende
Generationen. Die unbeeinflußte Generationsfolge ist mit „Norm" bezeichnet, die Mutations-
orte bei Keim- und Somazelle (Spalten 2 bis 5) sind dunkel hervorgehoben (nach HEMMINKI
et al. 1979, verändert)

auch NACHTSHEIM 1961; DIPAOLO und KOTIN 1966; JOHNSTON und PRATT
1975; CARTER 1976; Beispiel einer erblichen Acheiropodie: FREIRE-MAIA
et al. 1975).

Andererseits können Mißbildungen resultieren (Abb. 45)
- aus einer somatischen Mutation (Teratogenese);
- als Letalfaktor mit Abortkonsequenz (Keimzellmutation);
- als Teil fataler Syndrome (Keimzellmutation).

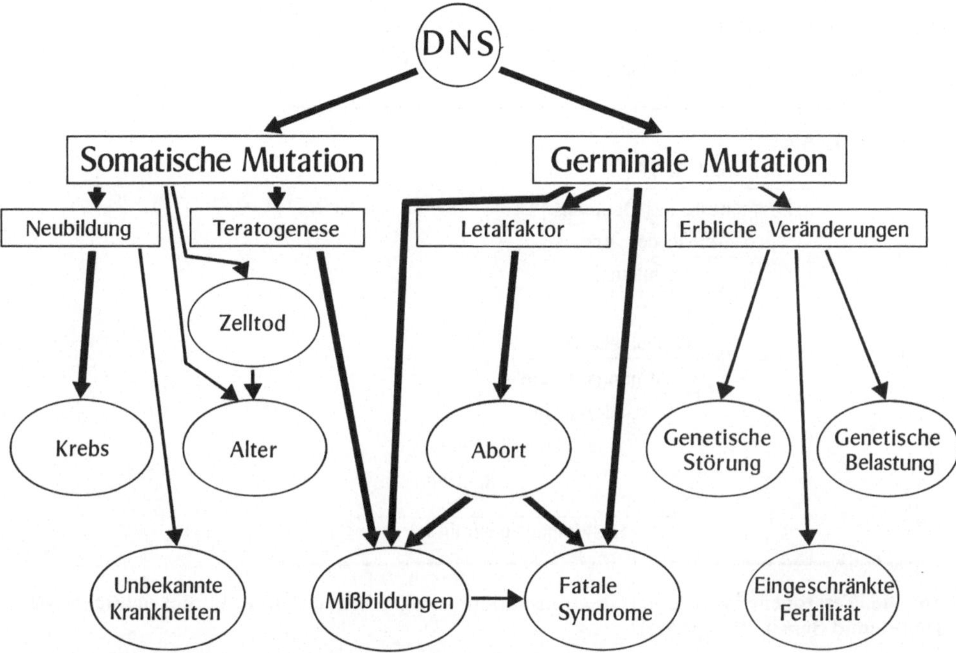

Abb. 45. Somatische und Keimzellmutationen können für Mißbildungen verantwortlich sein.
Bei von außen einwirkenden Faktoren bestimmt die Dosis das Ausmaß der Folgen (nach
HEMMINKI et al. 1979, verändert)

Somatische Mutationen scheinen auf zellulärer und damit auf individueller
Ebene für den Alterungsprozeß und eine Reihe degenerativer Erkrankungen
eine Rolle zu spielen (WALDRON und JOHNSTON 1977). So wird angenommen,
daß cardiovaskuläre Erkrankungen teilweise auf Unregelmäßigkeiten der Gen-
expression zurückzuführen sind (JUCHAU et al. 1976).

Korrelationsstatistische Untersuchungen von Mißbildungen untereinander
sind aus einem anderen Grunde von besonderer Bedeutung. Unklar und strittig
ist bis heute, welcher Anteil angeborener Mißbildungen durch Mutationen der
Keim- oder Somazelle während der Embryonalperiode entsteht. Die Zahlenangaben schwanken zwischen 20 und 30%. Aus theoretischen Überlegungen geht
in Übereinstimmung mit experimentellen Ergebnissen bekannter Mutagene

hervor, daß ein größerer Anteil angeborener Mißbildungen auf chemische Substanzen zurückgeführt werden muß, die diaplazentar während kurzer sensitiver Phasen der Organogenese wirksam werden.

Eine Übersicht über einige sensitive Phasen der Embryonalzeit (Abb. 46) erläutert die zahlreichen (teilweise widersprüchlichen) Überschneidungen. Mehrzeitig einwirkende Faktoren vermögen ein buntes Bild von Mißbildungen

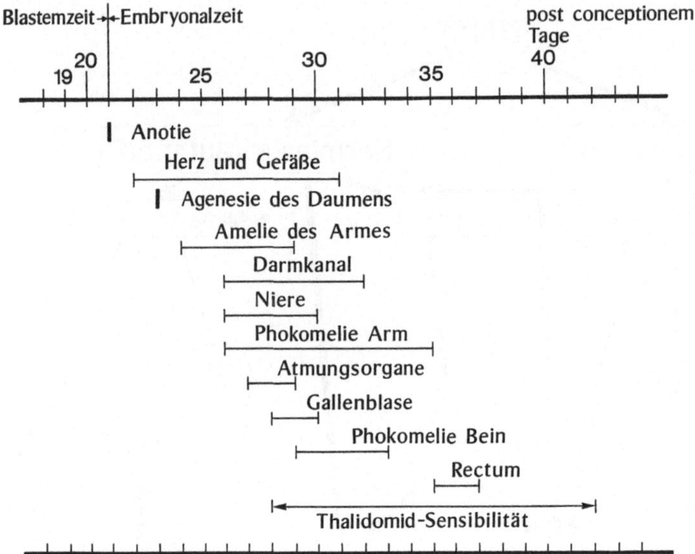

Abb. 46. Teratogenetische Determinationsperiode einiger Organe (unter Berücksichtigung der Thalidomid-Sensibilitätsphase)

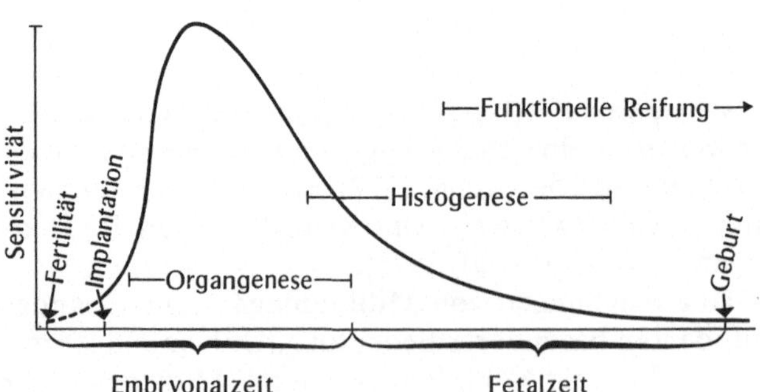

Abb. 47. Sensitivität in Abhängigkeit der Entwicklungsperiode (Embryonal- und Fetalzeit). Die Sensitivität ist in der Embryonalzeit (für die Organogenese) am größten (nach WILLSON 1972, verändert)

zu erzeugen. Generell gilt, daß die Sensitivität gegenüber exogenen Noxen in der (ersten Hälfte der) Embryonalzeit besonders hoch ist (Abb. 49) — was auch für die Folgen für das Individuum quoad vitam gilt.

Entstehen Mißbildungen aufgrund äußerer Einwirkungen, so müssen eine Reihe von Voraussetzungen realisiert sein (CLEGG 1971; KELLY et al. 1976). Sie betreffen die

1. Suszeptibilität der Species;
2. Art der Substanz bzw. Exposition;
3. Angriffsorte am Keimling;
4. Einwirkungsdauer;
5. Dosis;
6. Entwicklungsphase (Determinationsperiode).

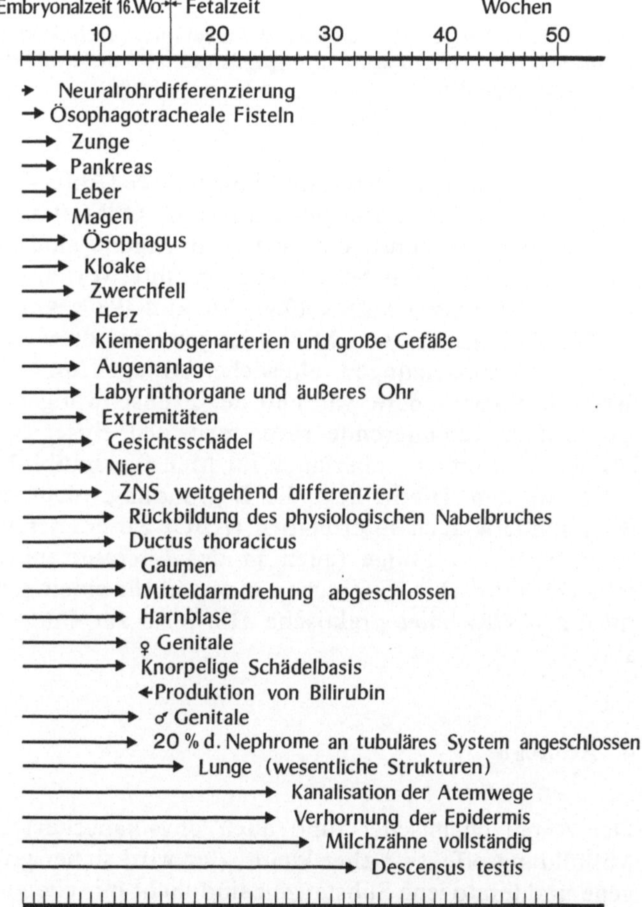

Abb. 48. Zeittafel des jeweiligen Abschlusses der Organentwicklung. Beachte die große zeitliche Differenz gegenüber der teratogenetischen Determinationsperiode (Abb. 46). Die Angaben über das Zentralnervensystem berücksichtigen die Tatsache, daß nach der 10. Woche grobe morphologische Fehlbildungen nicht auftreten

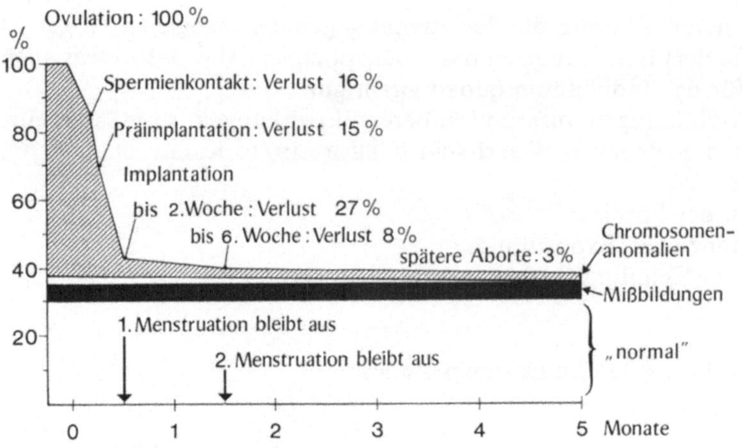

Abb. 49. Schicksal der Eizellen nach der Ovulation (nach WITSCHI 1969, verändert). Bis zum Ausbleiben der ersten Menstruation werden ca. 58% der ovulierten und 42% der befruchteten Eizellen ausgestoßen

Teratogenetische Determinationsperiode (Abb. 47) und Organogenese (Stadieneinteilung der Carnegie-Institution: O'RAHILLY 1973) klaffen teilweise weit auseinander, und: die einzelnen Organe sind in ihrer Entwicklungsgeschwindigkeit starken Schwankungen unterworfen (KEIBEL und ELZE 1908; STARCK 1975; LANGMANN 1980; MORRE 1980; Abb. 48).

Die Pathogenese von Mißbildungen wird durch ein buntes Spektrum maternaler Voraussetzungen, elterlicher Anlagen und zahlreichen Einwirkungsfaktoren, insbesondere während der Frühschwangerschaft, bestimmt. Zeitlich und örtlich kumulierende resp. mehrfach einsetzende Schädigungsfaktoren können für Einfach-, aber auch für Mehrfachmißbildungen verantwortlich gemacht werden. Hierin liegt die Begründung, nicht nur korrelative (AB, AC, BC), sondern auch interrelative (ABC) Zusammenhänge von Mißbildungen aufzuzeigen. Auffällige (auch in der Literatur mitgeteilte: HAY 1971) Geschlechtsunterschiede sprechen indessen für einen germinalen Faktor. SCRIMGEOUR (1978) leitet praktische Hinweise zur Prävention von Mißbildungen ab.

4. Ätiologie

Der Anteil chemischer (und auch physikalischer) Einwirkungsfaktoren mit Mißbildungseffekt ist eher klein — er wird sicher größer. Mutagene, carcinogene und teratogene Substanzen sind nicht nur chemisch (Tabelle 30), sondern auch nach Wirkungsweise und zellulärem Angriffspunkt (Übersicht: HEMMINKI et al. 1979) verschieden (BERTRAM 1980). Wegen des noch unreifen Intermediärstoffwechsels (wobei ein ganzer Komplex von Stoffwechselwegen sich erst im Laufe der Entwicklung ausbildet) hat der menschliche Fet eine

Tabelle 30. Zusammenstellung einiger experimentell mutagen, carcinogen bzw. teratogen wirkender chemischer Substanzen (aus HEMMINKI et al. 1979).
Zeichenerklärung: + = positiv;   (+) = möglicherweise   positiv;   +/− = widersprüchlich;
− = negativ;   ? = keine Hinweise. Einige Substanzen (wie z. B. Alkohol) sind nicht aufgeführt

	Mutagen	Carcinogen	Teratogen
Polycyclische aromatische Hydrocarbone			
Benzpyren	+	+	+
Benzanthrazen	+	+	+
Methylcholantren	+	+	+
Nitroso-Verbindungen			
Dimethylnitrosamin	+	+	+
Methylnitrosourean	+	+	+
Bifunktionale alkylierende Agentien			
Busulfan, Cyclophosphamid, Myleran	+	+	+
Nitrogen Mustard	+	+	+
Andere			
Benzene	(+)	+/−	+
Urethane	+	+	+
Acetylaminofluoren	+	+	+
Cycasin	+	+	+
Aflatoxin B_1	+	+	+
Carbon Tetrachlorid	−	+	+
Metalle			
Quecksilber	+	?	+
Blei	(+)	+	+
Arsen	(+)	+	+
Cadmium	+	+	+
Narkotica			
Halothan	(+)	?	+
Pestizide			
Captan	+	+	+
Folpet	+	+	+
Tabakrauch	+	+	+

besondere Suszeptibilität allen Formen von Noxen gegenüber. Gefährdet sind nicht nur die Somazellen, gefährdet in besonderem Maße sind auch (die später elterlichen) Keimzellen (Abb. 44, s. S. 90).

Energiereiche physikalische Noxen (LEWIS 1975) sind in Tabelle 30 nicht aufgeführt. Hier handelt es sich um radioaktive Strahlung (α, β, γ), um Ultraschall-, Mikro- und Langwellen. Während — wenn auch nicht vollständig dokumentiert — Erfahrungen über die Wirkungsweise (und Dosisabhängigkeit) der Radioaktivität vorliegen, fehlen sie für die übrigen Noxen.

5. Validität

Der Anteil falsch-negativer Diagnosen dieser Untersuchung liegt zwischen 70 und 90%, der falsch-positiver etwas darunter. *Stellt man die boshafte — aber statistisch korrekte — Frage, ob der klinische Hinweis auf das Vorhandensein oder Nichtvorhandensein einer Mißbildung überhaupt etwas mit dem autoptisch verifizierten Sachverhalt zu tun hat, so ist Unabhängigkeit zu konstatieren.*

Die Thalidomid-Katastrophe hat den Gesetzgeber mit dem 1. 1. 1971 veranlaßt, alle zum Zeitpunkt der Geburt erkennbaren Fehlbildungen der Meldepflicht zu unterwerfen. Die Diagnose ist auf die ersten drei Tage nach der Geburt begrenzt, lediglich ein Teil der Totgeburten (mit einem Körpergewicht über 1000 g) wird berücksichtigt. HASFORD und SELBMANN (1983) schätzen, daß in der Bundesrepublik Deutschland etwa 10% aller Mißbildungen gemeldet werden. Wird die in dieser Untersuchung unter klinischen Bedingungen gemessene Validität in Rechnung gestellt, ergibt sich ein ungefährer Eindruck von der Erhebungssituation und damit vom Kenntnisstand der Häufigkeit von Mißbildungen in der Bundesrepublik Deutschland. Angesichts der zurückliegenden Katastrophe kann nur Fassungslosigkeit gegenüber dem Verhalten der Ärzteschaft konstatiert werden (KOLLER 1983).

In der „Münchner Perinatal-Studie 1975–1977" (SELBMANN et al. 1980) werden Mißbildungen (und ebenso Obduktionen) nicht berücksichtigt. Aus internationalen Erfahrungen war bereits vor Beginn der Studie (1975) und aufgrund des Panoramawandels anderer Krankheitsgruppen seit dem letzten Jahrhundert bekannt (LUBARSCH 1988; MOLZ 1977a), daß der relative Anteil nicht beeinflußbarer Krankheiten bei Verbesserung der Lebenserwartung (und damit Reduktion der Gesamtsterblichkeit) überproportional steigt. MOLZ (1970) schätzt den heutigen Anteil von Mißbildungen an kindlichen Todesursachen auf 50%, ROBERTS et al. (1970) wiesen 42% (n = 1 041) nach. Die „Studie über die Säuglingssterblichkeit" im Regierungsbezirk Trier (LÜCHTRATH 1980) analysiert die kindlichen Todesursachen (bei einem großen Anteil von Obduktionen) sehr sorgfältig. Hier werden ähnliche Verhältnisse gefunden. In diesem Zusammenhang muß die „Münchner Perinatalstudie" (SELBMANN et al. 1980) als irreführend eingestuft werden.

Die Erhebung „Schwangerschaftsverlauf und Kindesentwicklung" (KOLLER 1983) ist vom Ansatz her gesehen als nicht bevölkerungsbezogene Studie ausgelegt, ihre Ergebnisse sind nur bedingt verallgemeinerbar. Die Qualität der Untersuchung ist an der hohen Rate (79,5%) der Obduktionen (163 von 203 Kindertodesfällen) ablesbar. Die in der ersten Woche verstorbenen 16 Kinder mit Mißbildungen machen eine Sterblichkeit auf 100 Lebendgeborene von 0,23 gegenüber einem Wert der Bundesstatistik von 0,19 aus. Die relativ geringe Differenz erklärt sich aus dem hohen Anteil von Krankenhausentbindungen, die weit überwiegende Mehrzahl der Kinder verstirbt dort. Außerdem handelt es sich in der Regel um schwere und schwerste Defekte, die mit dem Leben nicht vereinbar sind und somit auch in der Todesursachenstatistik ihren Niederschlag finden (ENDLER et al. 1981). Eine gänzlich andere Erhebungssituation ist für die Lebensphase nach dem postnatalen Krankenhausaufenthalt anzunehmen. Zudem bestimmen hier weniger die Mißbildungen selbst als deren Komplikationen die Symptomatik (HAKOSALO 1973).

Angesichts dieser grundsätzlichen Einschränkungen, bedingt durch die Erhebungssituation, ist die Errichtung von Mißbildungsregistern nicht sinnvoll. Das Fiasko der Meldepflicht würde lediglich durch einen neuen Fehlschlag bereichert.

6. Ontogenese und Selektion

Jeder Defekt — sei er somatisch oder germinal entstanden — hat (entsprechend der extrauterinen Lebensspanne) eine eigene Zeittafel der intrauterinen Sterblichkeit (Abortrate). Die postnatal beobachtete Mißbildungsrate resultiert aus einem Summationseffekt von zahlreichen Variablen (STEIN et al. 1975).

Die intrauterine Sterblichkeit (Abortrate) ist gigantisch (Abb. 45, s. S. 91 und 49, s. S. 94). In der ersten Phase der Schwangerschaft scheinen germinale (überwiegend chromosomale) Defekte, in der zweiten somatische Mißbildungen zu überwiegen. Die Häufigkeit von Mißbildungen im postnatalen Lebensabschnitt wird ganz entscheidend durch eine defektspezifische intrauterine Absterberate bestimmt: Die Erwartungswerte für Mißbildungs-Kombinationen sind für bereits intrauterin funktionstragende Organsysteme hochsignifikant höher als die beobachteten Zahlen. Es entspricht der Erwartung, daß Differenzen dieser Art nicht für Mißbildungskombinationen intrauterin nicht lebensnotwendiger Organsysteme festgestellt werden. Die weit über dem jeweiligen Erwartungswert liegenden Beobachtungszahlen lassen Rückschlüsse auf die Pathogenese (Determinationsperiode, germinale Repräsentation, Abhängigkeit von zellulären und geweblichen Defekten etc.) und auf ätiologische Einflüsse zu.

Die Studie „Schwangerschaftsverlauf und Kindesentwicklung" (KOLLER 1983) gibt weitere Hinweise. Bei 7 870 Schwangerschaften wurden 750 Aborte (=9,5%) beobachtet, die Angaben aus der Literatur schwanken zwischen 9 und 12%. Die Abortrate wird bestimmt durch (jeweils statistisch signifikant)

1. den Zeitpunkt der Aufnahme in die Studie;
2. den Aufnahmegrund in ein Krankenhaus (z. B. Abortus imminens) und damit Aufnahme in die Studie;
3. das Lebensalter der Mutter;
4. frühere Aborte.

Chromosomenaberrationen fanden sich im ersten Trimenon in 47%, von der 14. bis 20. Woche wurden Anteile zwischen 20 und 30% errechnet. Die Aborthäufigkeit (Wochenanfang) wird bis zur 5. Woche mit 16,67% angegeben (vgl. Abb. 50).

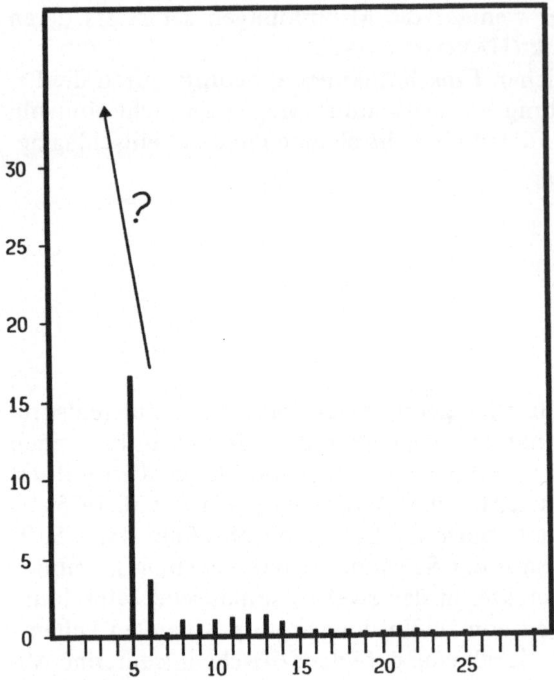

Abb. 50. Studie „Schwangerschaftsverlauf und Kindesentwicklung" der Deutschen Forschungsgemeinschaft (KOLLER 1983): Aborthäufigkeit in Prozent bezogen auf Wochenanfang (errechnet nach der Sterbetafelmethode). Gezeichnet nach Tabelle

Die Diskussion fokusiert sich auf die Frucht. Nicht übersehen werden darf die Rolle der Mutter: Das Kind wird abortiert, die Mutter ,hat' (oder ,macht') den Abort. Sicher ist die mütterliche Schwelle für eine erfolgreiche Entwicklungsphase in den ersten zwei Wochen besonders hoch, suboptimale Eigenschaften von Mutter und Frucht verhindern eine Schwangerschaft. Außer den Transport- und Nidationsfunktionen in der Frühphase nach der Befruchtung ist die Mutter Statthalter für den gesamten Komplex der qualitativ und quantitativ ausreichenden Versorgung der Frucht. Selbst unter optimalen mütterlichen Voraussetzungen und der (funktionell und morphologisch) durchaus gegebenen Möglichkeit einer weiteren intrauterinen Entwicklung, werden Früchte mit subletalen Defekten ausgestoßen. *Welches sind die Bedingungen der Interaktion von Mutter und Kind mit einer bei weitem überwiegend „richtigen" Entscheidung?*

Die Pathogenese intrauteriner Letalfaktoren ist lediglich für eine Reihe sogenannter großer (auch chromosomaler) Defekte des Embryo- und Trophoblasten bekannt. Sie machen jedoch nur einen kleinen Teil der Gesamtabortrate aus und unterliegen zudem Schwankungen während der verschiedenen Gestationsphasen.

Neugeborene mit einem Geburtsgewicht unter 1 500 g (dies entspricht etwa der P_{50}-Perzentile bis zur 31. Schwangerschaftswoche bzw. bis zum Ende des 7. Monats) weisen in 10,5% Mißbildungen (alle zusammengenommen) auf (FORTUNE und KITCHEN 1977). Stellt man die subtile klinische Diagnostik unter Intensivüberwachung in Rechnung, so ist dieser Wert kaum höher als zum späteren Zeitpunkt der Geburt reifer Früchte. *Die intrauterine Selektion ist nach dem ersten Trimenon im wesentlichen, nach dem zweiten Trimenon vollständig abgeschlossen. Schwangerschaftsbegrenzende Faktoren sind danach weit überwiegend mütterlicher Genese.* Entsprechend hoch sind die Anteile mißgebildeter Kinder bei Totgeburten (26%; n=104; MAJUMDAR et al. 1970; 26%; n=356, TIBREWALA et al. 1975).

Auf dem Workshop „Perinatal and Postnatal Defects and Neurologic Abnormalities From Chemical Exposures" (BARR et al. 1979) wurden als Ursachen für Mißbildungen genannt:

Genetische Faktoren	20%
Infektionen	2–3%
Mütterliche Faktoren	1–2%
Umwelt	2–3%
Chromosomale Defekte	3–5%
Unbekannt	65–70%

Trotz des geringen Wissensstandes kann festgehalten werden, daß Interaktionen von Mutter und Kind hochgradig spezifisch und damit selektiv sind (Sensitivität und Spezifität der Mutter). In anthropologischer Betrachtungsweise sind die Folgen für die Species des Homo:
- die Verlagerung eines großen Teiles von Eliminationsvorgängen in die intrauterine Lebensphase;
- eine erhebliche Reduktion mütterlichen Gesamtrisikos des Generationsgeschäftes;
- die Entlastung der anschließenden Phase der Säuglings- und Kindesentwicklung (unter den Bedingungen des extremen Nesthockers) und damit
- Verbesserung der Überlebensbedingungen der Eltern;
- eine Verkürzung der Replikationsphase nach Fehlversuch.

Eingriffe in die Species Homo werden durch Mutation und Selektion großenteils in der intrauterinen Lebensphase wirksam und bereits dort biologisch abschließend beantwortet.

VI. Zusammenfassung

Eine Übersicht über den gegenwärtigen Stand des Wissens über die Pathogenese von Mißbildungen geht von den drei großen Katastrophen der letzten Jahrzehnte aus:

1. die Atombombenabwürfe auf die Städte Hiroshima und Nagasaki (BOFFEY 1970);
2. die Thalidomid-(Contergan-)Katastrophe (LENZ 1961);
3. die Seveso-(Dioxin-)Katastrophe (FORTH 1977).

Die bis heute bekannten lokalen, physikalischen, pharmakologisch-chemischen Wirkungsfaktoren in der Pathogenese der Mißbildungen des Menschen werden diskutiert und belegt. *Ein* Schwergewicht wird auf methodische und Erfassungsprobleme gelegt.

Die eigene Untersuchung fußt auf dem Obduktionsgut des Pathologischen Institutes Heidelberg mit $n = 77\,503$ Obduktionsfällen (1841 bis 1981), davon $n_1 = 3\,729$ Fälle mit Mißbildungen. Die 292 verschiedenen Mißbildungsdiagnosen werden in 12 Oberbegriffen zusammengefaßt und ausgewertet. Dieser methodisch sinnvolle Schritt wird ausführlich begründet. Konventionelle, ein- und mehrdimensionale (verteilungsfreie) statistische Methoden erhellen einen Komplex bisher nicht bekannter Sachverhalte:

1. Die Validität der klinischen Diagnostik ist gering. Dies ist bei der Konzeption von Mißbildungsregistern und der Beurteilung der amtlichen Mortalitätsstatistik zu berücksichtigen.
2. Die Validität ist so gering, daß ein wie auch immer gearteter Selektionseffekt (in jedem Falle von der Diagnose abhängig) sich nicht auswirken kann.
3. Die assoziativen Beziehungen von Mißbildungen verschiedener Organsysteme (bei jeweils gesonderter Diskussion und Auflistung der Diagnosen) sind unterschiedlich, für intrauterin lebensnotwendige Organsysteme signifikant negativ. Im einzelnen werden die korrelativen Beziehungen untersucht von
Herz-Kreislauf-System
Magen-Darm-System
Organe des Abdomens
Uropoetisches System
Genitalsystem
Respiratorisches System
Zentralnervensystem
Endokrines System

Gesichtsschädel
Extremitäten
Skelettsystem
Syndrome

und mit den Hinweisen einschlägiger Literatur verglichen: Untersuchungen vergleichbarer Art finden sich nicht. Die Ergebnisse bringen eine Reihe neuer Aspekte:

a) Die beobachteten Häufigkeiten von Mißbildungen sind der Summationseffekt zahlreicher, teils kindlicher, teils mütterlicher Auswahleffekte.

b) Mißbildungskombinationen und solche, die lebensnotwendige Organe/Organsysteme betreffen, sind unterrepräsentiert, andere in charakteristischer Weise signifikant gehäuft.

c) Hieraus ergeben sich Rückschlüsse auf die genetische Repräsentation und (in Abhängigkeit der Determinationsperioden in der Organogenese) auf mögliche exogene Einflüsse.

4. Clusteranalysen und mehrdimensionale Beziehungen (Interrelationen) spiegeln die wechselseitigen Interaktionen zeitlich und örtlich unterschiedlich ablaufender Entwicklungsstörungen wider.

Ein Teil der (positiven) syndromatischen Interrelationen ist Anlaß für weitere Untersuchungen.

5. Mißbildungen und Krebs sind voneinander unabhängige Ereignisse.

Die Diskussion würdigt diese Ergebnisse im Lichte größerer bekanntgewordener Untersuchungen kritisch und zieht praktische Schlußfolgerungen.

VII. Epilog

Der Bischof von Florenz versuchte 1314 durch Obduktion die Frage zu klären, ob zweiköpfige Monster eine oder zwei Seelen besitzen. Das Ergebnis seiner Untersuchungen ist nicht bekannt.

Eingangs wurde von einer Obduktion eines siamesischen Zwillings am 10. 7. 1533 in Santo Domingo berichtet. Fernandez de OVIEDO (JIMENEZ 1978) hatte — wie aus seinem ausführlichen Bericht hervorgeht — Schwierigkeiten, sich in der für die Hohe Geistlichkeit wichtigen Frage zu entscheiden. Schließlich entschied er: das Monster hat zwei Seelen.

Die Hohe Geistlichkeit war befriedigt, der unglückliche Vater hatte das Entgelt für zwei Taufen zu begleichen.

VIII. Literatur

Adrian, B., Bartel, J., Leetz, I.: Die Bedeutung von angeborenen Herzfehlern für die Säuglingsmortalität. Dtsch. Gesundheitswesen 26:1830–1832 (1972)

Allen, C. M.: Infant mortality from congenital cardiac malformations in California, 1957–1960. Am. J. Publ. Health 58:1368–1287 (1968)

Angerpointner, Th.: Kausale Genese der Lippen-Kiefer-Gaumenspalten. F. Enke Verlag, Stuttgart 1982

Annegers, J. F., Hanser, W. A., Elvebeck, L. R., Anderson, V. E., Leurland, L. I.: Congenital malformations and scizure disorders in the off spring of parents with epilepsy. Int. Journal of Epidemiology 7:241–247 (1978)

Archer, V. E.: Anencephalus, drinking water, geomagnetism and cosmic radiation. Am. J. Epidemiol. 109:88–97 (1979)

Ash, P., Vennart, J., Carter, C. O.: The incidence of hereditary disease in man. Lancet, S. 849–841 (1977)

Avellán, L.: The incidence of hypospadias in Sweden. Scand. J. Plast. Reconstr. Surg. 9:129–139 (1975)

Baden, C. M., Simmon, V. F.: Mutagenic effects of inhalational anesthetics. Mutation Res. 75:169–189 (1980)

Baird, D.: Enviroment and reproduction. Brit. J. Obstetrics Gynaecol. 87:1057–1067 (1980)

Baltzar, B., Ericson, A., Kaellen, B.: Pregnancy outcome among women working in Swedish hospitals. New England J. of Med. 300:627–628 (1979)

Bankl, H.: Das konnatale Herzvitium in der Sektionsstatistik. Arch. Kreislaufforschung 62:118–151 (1970)

Barkhan, P., Evans, P. R.: Conception and congenital abnormalities after chemotherapy for leukemia. Brit. Med. J. S. 816–817 (1976)

Barr, M., Keller, C. A., Rogan, W. J., Kline, J.: Summary of the workshop on perinatal and postnatal defects and neurologic abnormalitics from chemical exposures. Am. New York Acad. Sci. 320:458–472 (1979).

Barr, M., Keller, C. A., Rogan, W. J., Kline, J.: Summary of the workshop on perinatal and postnatal defects and neurologic abnormalities from chemical exposures. Annals New York Academy of Sciences 458–472 (1979)

Barson, A. J.: Examination of abortuses. Brit. Med. J. 280:1055 (1980)

Bartos, D., Schultze, K. W.: Nierenfehlbildungen und perinatale Mortalität. Zentralblatt Gyn. 93:1176–1182 (1971)

Bartram, C. R.: DNA-Repair: pathways and defects. Eur. J. Pediatr. 135:121–128 (1980)

Bartram, C. R., Rüdiger, H. W.: Chromosomenanomalien bei malignen Tumoren. Klin. Wschr. 56:733–741 (1978)

Baucks, K.-D.: Über kindliche Mißbildungen. Geburtshilfe u. Frauenklinik 22:144–154 (1962)

Bauer, O., Weidenbach, A., Thieme, R.: Die kindliche perinatale Sterblichkeit. Erfahrungsbericht über 13801 Geburten. Münch. Med. Wschr. 109:21–27 (1967)

Bauld, R., Sutherland, G. R., Bain, A. D.: Chromosome studies in ivestigation of stillbirths and neonatal deaths. Arch. Dis. Childhood 49:782–788 (1974)

Becker, B. A.: The statistics of teratology. Teratology 9:261–262 (1974)

Beckmann, L., Nordström, M.: Population studies in northern Sweden VIII Frequencies of congenital malformations by region, time, sex and age. Hereditas 84:35–40 (1976).

104 Literatur

Bender, R. A., Young, R. C.: Effects of cancer treatment on individual and generational genetics. Seminars in Oncology *5*:47–56 (1978)

Benirschke, K.: Placental causes of maldevelopment. In: Teratology. Ed: C. L. Berry and D. E. Poswillo Springer: Berlin–Heidelberg–New York, 148–164 (1975)

Berry, C. L.: The examination of embryonic and fetal material in diagnostic histopathology laboratories. J. Clin. Pathol. *33*:317–326 (1980)

Berry, C. L.: Congenital malformations. In: Berry, C. L. (Ed.) Paediatric Pathology, Springer, Berlin–Heidelberg–New York, 67–86 (1981)

Berry, C. L.: Paediatric Pathology. Springer-Verlag, Berlin–Heidelberg–New York (1981)

Berry, C. L., Poswillo, D. E.: Teratology. Trends and applications. Springer: Berlin–Heidelberg–New York (1975)

Bhargava, S. K., Kumar, A., Saxena, H. M. K., Sagreiya, K., Bhargara, V., Ghosh, S.: Perinatal mortality: clinico-pathological causes in 643 autopsies. Ind. J. Med. Res. *64*:513–517 (1976)

Bisanti, L., Bonetti, F., Caramaschi, F., Del Corno, G., Favaretti, C., Giambelluca, S. E., Marni, E., Montegarchio, E., Puccinelli, V., Remotti, G., Volpato, C., Zambrelli, E., Fara, G. M.: Experiences from the accident of Seveso. Act. Morph. Acad. Sci. Hung. *28*:139–157 (1980)

Bjerre, J., Östberg, G.: Infant mortality. Acta Paediat. Scand. *63*:49–58 (1974)

Blatt, J., Muvihill, J. J., Ziegler, J. L., Young, R. C., Poplack, D. G.: Pregnancy outcome following cancer chemotherapy. Am. J. Med. *69*:828–832 (1980)

Blyth, H., Ockenden, B. G.: Polycystic disease of kidneys and liver presentiny in childhood. J. Med. Genetics *8*:257–284 (1971)

Boffey, P. M.: Hiroshima/Nagasaki. Atomic bomb casualty commission perseveres in semitive studies. Science *168*:679–683 (1970)

Bolande, R. P.: Developmental Pathology. Am. J. Pathology *94*:627–683 (1979) (Teaching monograph)

Boué, A., Boué, J.: Chromosome anomalies associated with fetal malformations. In: Scrimgenour, J. B. Towards the prevention of fetal malformation. Edinburgh University press 1978, 49–65 (1978)

Brent, R. L.: Enviromental effects on the embryos and fetusses of experimental animals. Pediatrics *53*:821–822 (1974)

Busch, R.: Der Anteil der Mißbildungen an der perinatalen Mortalität. Pädiatrie und Grenzgebiete *18*:1–10 (1979)

Busch, R.: Angeborene Skeletterkrankungen bei perinatal verstorbenen Kindern.

Busch, R.: Die Bedeutung der perinatalen Mortalität für die Epidemiologie angeborener Anomalien der Gestalt und Funktion. Zbl. Gynäkol. *102,* 1166–1169 (1980)

Buurmann, G., Langendörfer, G., Noack, J., Witt, H. J.: Vorkommen und Verteilung von Mißbildungen in den letzten 55 Jahren. Zentr.blatt f. Gyn. *36*:1432–1442 (1958)

Cadas, C., Trichopoulos, D., Papadatos, K., Kalapothaki, V., Sparros, L.: Prevalence at birth of congenital malformations in Athens, Greece, 1955–1965. Int. Journ. of Epidemiology *7*:251–252 (1978)

Campbell, M.: Incidence of cardiac malformations at birth and later, and neonatal mortality. Brit. Heart J. *35*:189–200 (1973)

Canzler, E., Funk, G., Schlegel, L.: Die Mißbildungshäufigkeit an der Universitäts-Frauenklinik Leipzig in den Jahren 1941–1965. II. Mißbildungshäufigkeit unter Berücksichtigung verschiedener anamnestischer Angaben. Zbl. Gynäk. *91*:847–858 (1969)

Canzler, E., Funk, G., Schlegel, L.: Die Mißbildungshäufigkeit an der Universitäts-Frauenklinik Leipzig in den Jahren 1941–1965. I. Mißbildungen unter besonderer Berücksichtigung der Gestosen. Zbl. Gynäk. *91*:833–847 (1969)

Carney, R. G.: Incontinenta pigmenti. Arch. Dermatol. *112*:535–542 (1976)

Carter, C. O.: Genetics of common single malformations. Brit. Med. Bulletin *32*:21–26 (1976)

Chamberlain, G.: Background to perinatal health. Lancet 17. 11. 1979, 1961–1063

Chester, A. C., Harris, J. P., Schreiner, G. E.: Polycystic kidney disease. Am. Fam. Phys. *16*:94–101 (1978)

Christian, W.: Todesursachen der Gestorbenen. Fehlbildungen bei Geborenen. Schriftenreihe des Bundesministers für Jugend, Familie und Gesundheit Bd. 77, Verlag W. Kohlhammer, Stuttgart–Berlin–Köln–Mainz (1980)

Christansen, R. L.: Classification and nomenclature of morphologic defects. Lancet *1*:513 (1975)

Chung, Ch. S., Myrianthopoulos, N. C.: Factors affecting risks of congenital malformation. I. Epidemiologic analysis. III. Effects of maternal diabetes. Stratton Intercontinentae Medical Book Corporation New York 1975

Citoler, P., Schlensker, K.-M., Schäfer, R., Bolte, A.: Indikationen und Ergebnisse der pränatalen Chromosomenanalyse. Geburtshilfe und Frauenheilkunde *36*:39–47 (1976)

Clegg, D. J.: Teratology. Ann. Rev. Pharmacol. *11*:409–424 (1971)

Cohen, E. N., Brown, B. W., Wu, M. L., Whitcher, Ch. E., Brodsky, J. B., Gift, H. C., Greenfield, W., Jones, Th. W., Driscoll, E. J.: Occupational disease in dentistry and chronic exposure to trace anesthetic cases. J. Am. Dent. Assoc. *101*:21–31 (1980)

Cottier, H.: Pathogenese. Ein Handbuch für die ärztliche Fortbildung. Springer-Verlag, Berlin–Heidelberg–New York 1980

Crompton, M. R.: The pathogenesis of cerebral aneurysms. Brain *89*:787–814 (1966)

Czeizel, A.: Are contraceptive pills teratogenetic? Act. Morph. Acad. Sci. Hung. *28*:177–188 (1980)

D'Angio, G. J.: Complications of treatment encountered in lymphoma-leukemia long-term survivors. Cancer *42*: 1015–1025 (1978)

David, M. P., Fein, A.: Sirenomedia. Report of a case with thoughts on the teratogenetic mechanism. Obstet. Gynecol. *44*:91–98 (1974)

Dean, L., Abele, D. A., Beischer, N. A.: Incidence of anencephaly and other major malformations when oestriol excretion is very low. British Med. Journal 257–258 (1977)

Degenhardt, K.-H.: Pränatale Pathologie, Definition, Häufigkeit, Ätiologie und Pathogenese von Mißbildungen. Handbuch d. Kinderheilkunde Bd. 1, Teil 1. Springer: Berlin–Heidelberg–New York, S. 602–624 (1971)

Diamond, E. L., Schmerler, H., Lilienfeld, A. M.: The relationshiop of intra-uterine radiation to subsequent mortality and development of leukemia in children. Am. J. Epidemiology *97*:283–313 (1973)

Dickinson, D. F., Arnold, R., Wilkinson, J. L.: Congenital heart disease among 160 480 liveborn children in Liverpool 1960–1969. Brit. Heart Journal *46*:55–62 (1981)

Dipaolo, J. A., Kotin, P.: Teratogenesis — Oncogenesis: a study of possible relationships. Arch. Pathol. *81*:3–23 (1966)

Doepfmer, R., Mittmann, O., Nienaber, W.: Ein statistischer Beitrag über Mißbildungen und Fehlanlagen. Med. Klinik *61*:750–753 (1966)

Doerr, W., Morphogenese und Korrelation chirurgisch wichtiger Herzfehler. Erg. Chir. *36*:1–92 (1950)

Doerr, W.: Die Defekte der Scheidewände des Herzens. Pathologische Anatomie. Thoraxchirurgie *15*:530–546 (1968)

Döring, G. K., Fresenius, K. J.: Weitere Ergebnisse über Schwangerschaft und Geburt nach Anwendung von Ovulationshemmern. Geburtsh. u. Frauenheilk. *39*:369–371 (1979)

Döring, G. K., Kauka, E., Netzer, A.: Schwangerschaftsverlauf und Zustand der Kinder nach Anwendung von Ovulationshemmern. Geburtsh. Frauenheilk. *36*:57–61 (1976)

Drew, J. H., Parkinson, P., Walstab, J. E., Beischer, N. A.: Incidences and types of malformations in newborn infants. Med. J. Australia *1*:945–949 (1977)

Eckes, L.: Beitrag zur Abgrenzung des Mißbildungsbegriffs. Gegenbauers morphologisches Jahrb. Leipzig 742–758 (1977)

Edmonds, L. D., Anderson, C. E., Flynt, Y. W., James, L. M.: Congenital central nervous system malformations and vinyl chloride monomer exposure: a community study. Teratology *17*:137–142 (1978)

Eichmann, E., Gesenius, H.: Die Mißgeburtenzunahme in Berlin und Umgebung in den Nachkriegsjahren. Arch. f. Gyn. *181*:168–184 (1952)

Ekelund, H., Kullander, S., Källen, B.: Major and minor malformations in newborns and infants up to one year of age. Acta Paed. Scand. *59*:297–302 (1970)

Elwood, J. H.: Anencephalus in the British Isles. Develop. Med. Child Neurol. *12*:582–591 (1970)

Elwood, J. M.: Anencephalus and legitimacy. Lancet *2*:7885 (1974)

Elwood, J. M.: Anencephalus in Canada 1943–1970. Am. J. Epidemiology *100*:288–296 (1974)

Elwood, J. H.: Major central nervous system malformations notified in Northern Ireland, 1969 to 1973. Develop. Med. Child Neurol. *18*:512–520 (1976)

Elwood, J. M.: Comment on „Anencephalus, drinking water, geomagnetism and cosmic radiation". Am. J. Epidemiol. *109*:98–99 (1979)

Elwood, J. M., Coldman, A. J.: Water composition in the etiology of anencephalus. Am. J. Epidemiol. *113*:681–690 (1981)

Elwood, J. H., MacKenzie, G., Cran, G. W.: Observations on single births to women resident in Belfast 1962–1966. Part II: Factors associated with perinatal mortality. J. Chron. Dis. *27*:537–548 (1974)

Elwood, J. H., MacKenzie, G., Cran, G. W.: Observations on single births to women resident in Belfast 1962–1966. Part III: Distribution of perinatal and postperinatal deaths by sex, age and cause. J. Chron. Dis. *27*:549–562 (1974)

Emanuel, J., Culver, B. H., Erickson, J. D., Guthrie, B., Schuldberg, D.: The further epidemiologic differentiation of cleft lip and palate: a population study of clefts in king county, Washington 1956–1965. Teratology *7*:271–281 (1976)

Emmrich, P., Mälzer, G.: Statistische Untersuchungen zur Ursache von Togeburten. Münch. Med. Wschr. *109*:2595–2601 (1967)

Endl, J., Schaller, A.: Zur Ermittlung der Mißbildungshäufigkeit. Wiener Klin. Wochenschrift *85*:436–439 (1973)

Endl, J., Schaller, A.: Mißbildungshäufigkeit unter Neugeborenen von Gastarbeiterinnen. Wiener Klin. Wochenschrift *85*:718–720 (1973)

Endler, M., Spernol, R., Schaller, A.: Zur kontinuierlichen Ermittlung der Mißbildungshäufigkeit. Wien. Med. Wschr. *131*:315–317 (1981)

Erickson, J. D.: Paternal age and DOWN-syndrome. Am. J. Hum. Genet. *31*:489–497 (1979)

Ericson, A., Källen, B., Winberg, J.: Surveillance of malformations of birth: a comparison of two record systems run in parallel. Int. Journal of Epidemiology *6*:35–41 (1977)

Essbach, H.: Paidopathologie. Kyematopathien; Neogonopathien; Thelamonopathien. Lehrbuch und Atlas. VEB Georg Thieme, Leipzig 1961.

Esscher, E., Michaelsson, M., Smedby, B.: Cardiovascular malformation in infant deaths. Brit. Heart J. *37*:824–829 (1975)

Evans, P. R., Polani, N.: Congenital malformations in a post-mortem series. Teratology *22*:207–216 (1980)

Fedrick, J.: Anencephalus in the Oxford record linkage study area. Develop. Med. Child Neurol. *18*:643–656 (1976)

Fedrick, J., Adelstein, P.: Area differences in the incidence of neural tube defect and the rate of spontaneous abortion. Brit. J. prev. soc. Med. *30*:32–35 (1976)

Fiedler, J., Röse, I.: Fetus in fetu im intrakraniellen Teratom eines Frühtotgeborenen. Zbl. allg. Path. *118*:23–29 (1974)

Flegenheimer, F. A.: Zur Frage der Häufigkeitszunahme der Mißbildungen in den Nachkriegsjahren. Wiener Klin. Wochenschr. 468–470 (1966)

Födisch, H. J.: Pathologisch-anatomische Mißbildungsdiagnostik — Heute. Verh. Dt. Ges. Path. *66*:37–53 (1972)

Forth, W.: Das Unglück von Seveso. Dt. Ärzteblatt *74*:2617–2626 (1977)

Fortune, D. W., Kitchen, W. H.: Malformations in infants of very low birth weight. Med. J. Australia *1*:239–242 (1977)

Frahm, R.: Zur Problematik der Rifampicin-Behandlung in der Schwangerschaft. Zbl. Gyn. *98*:1585–1588 (1976)

Fraumeni, J. F.: Chemicals in human teratogenesis and transplacental carcinogenesis. Pediatrics *53*:807–812 (1974)

Fraumeni, J. F., Miller, R. W., Hill, J. A.: Primary carcinoma of the liver in childhood: an epidemiologic study. J. Nat. Cancer Inst. *4*:1087–1099 (1968)

Fredrick, J.: Anencephalus in Scotland 1961–1972. Brit. J. Prev. Soc. Med. *30*:132–137 (1976)

Fredrick, J., Adelstein, Ph.: Area differences in the incidence of neural tube defect and the rate of spontaneous abortion. Brit. J. prev. soc. Med. *30*:32–35 (1976)

Freeman, M. V. R.: Congenital malformations in seaths of infants one year of age and under: computer analysis of the cases of file at the Armed Forces Institute of Pathology. Birth Defects *15*:149–169 (1979)

Freire-Maia, A., Freire, N., Schull, W.: Genetics of Acheiropodia. The handless and footless families of Brazil. Human Heredity *25*:329–336 (1975)

Gabbe, S. G.: Congenital malformations in infants of diabetic mothers. Obstet. Gynecol. Surv. *32*:125–132 (1977)

Gelboin, H. V., MacMohan, B., Matsushima, T., Sugimura, T., Takayama, S., Takebe, H.: Genetic and enviromental factors in experimental and human cancer. Japan Scientific Societies Press, Tokyo 1980.

German, J. C., Mahour, G. H., Woolley, M. M.: Esophageal atresia and associated anomalies. J. Pediatric Surgery *11*:299–306 (1976)

Gill, W. B., Schumacher, G. F. B., Bibbo, M., Strauss, F. H., Schoenberg, H. W.: Association of diethylstilbestrol exposure in uteri with cryptorchidism, testicular hypoplasia and semen abnormalities. J. Urology *122*:36–39 (1979)

Goerttler, Kl.: Über terminologische und begriffliche Fragen der Pathologie der Perinatalzeit. Virch. Arch. *330*:35–84 (1957)

Grävinghoff, L., Mikat, D., Keck, E. W.: Häufigkeit und Verteilung angeborener Herzfehler im Krankengut einer Großstadt. Monatsschr. Kinderhlkd. *123*:356–357 (1975)

Granroth, G.: Defects of the central nervous system in Finland. III. Diseases and drugs in pregnancy. Early Human Development 2/3:147 (1978)

Ganroth, G.: Defects of the central nervous system in Finland. IV. Associations with diagnostic x-ray examinations. Am. J. of Obst. Gyn. *133*:191–194 (1979)

Greenwood, R. D., Rosenthal, A., Nadas, A. S.: Cardiovascular malformations associated with omphalocele. J. Pediatrics *85*:818–821 (1974)

Greenwood, R. D., Rosenthal, A.: Cardiovascular malformations associated with tracheoesophageal fistula and esophageal atresia. Pediatrics *57*:87–91 (1976)

Greenwood, R. D., Rosenthal, A., Parisi, L., Fyler, D. C., Nadas, A. S.: Extracardiac abnormalities in infants with congenital heart disease. Pediatrics *55*:485–492 (1975)

Grosse, H.: Sind unsere sektionsstatistischen Methoden exakt? Virchows Arch. *330*:192–199 (1957)

Gross, R., Wichmann, H. E.: Was ist eigentlich „normal"? Med. Welt *30*:1–14 (1979)

Gruber, G. B.: Mißbildungen. In: Pathologische Anatomie. Hgb: L. Aschoff. Gustav Fischer Jena 1928, 7. Auflage

Gruber, G. B.: Beiträge zur Frage „gekoppelter" Mißbildungen. Beiträge path. Anat. *93*:459–476 (1934)

Günther, H.: Anomaliekomplex und Zufallssyndromie. Zentralblatt Allg. Path. u. path. Anatomie *84*:6–16 (1948)

Günther, R.: Sektionsanalyse feto-infantil verstorbener Säuglinge. Untersuchung von 1 458 Todesfällen 1968–1977. Inauguraldissertation Heidelberg 1981

Gutjahr, P.: Syndrome mit Malignitätsgefahr. Mschr. Kinderheilk. *126*:269–271 (1978)

Hakosalo, J. K.: Cumulative detection rates of congenital malformations in then-year follow-up study. Act. path. microbiol. Scand. Sec. A Suppl. 242. Copenhagen: Munksgaard 1973

Hall, J. G., Powers, E. K., McIllvaine, R. T., Ean, V. H.: The frequency and financial burden of genetic disease in a pediatric hospital. Am. J. Med. Genet. *1*:417–436 (1978)

Halling, H.: Suspected link between exposure to hexachlorophorm and malformed infants. Ann. of New York Ac. of Sciences 426–435 (1979)

Hammerstein, J.: Komplikationen und Spätfolgen der Kontrazeption einschließlich der Sterilisation. Arch. Gynaecol. *224*:1–24 (1978)

Hanhart, E.: Angeborene Mißbildungen — Entstehung und Folgen. Münchener Med. Wochenzeitschr. *109*:1929–1968 (1967)

Hanson, J. W., Smith, D. W.: Fetal hydantoine syndrome. Lancet, S. 692 (1976)

Hansson, E., Jansa, St., Wande, H., Källen, B., Östlund, E.: Pregnancy outcome for woman working in laboratories in some of the pharmaceutical industries in Sweden. Scand. J. work environ health 6:131–134 (1980)

Harlap, S.: Ovulation induction and congenital malformations. Lancet, S. 961, 30. Okt. 1976

Harlap, S., Davies, A., Grover, N. B., Prywes, R.: The Jerusalem perinatal study = The first decade 1964–1973. Israel Journal of Med. Science 13:1073–1091 (1977)

Harlap, S., Eldor, J.: Birth following oral contraceptive failures. Obstet. Gynecol. 55:447–452 (1980)

Harms, D., Gottschalk, I., Griesser, H., Hedderich, J., Wilke, H., Willke, E.: Zentrales Tumorregister bei der Gesellschaft für Pädiatrische Onkologie e. V. — erster Arbeitsbericht. Ergebn. der Pädiatr. Onkologie. Hgb.: M. Herzl et al. F. Enke Stuttgart 1980, S. 5–14

Harris, C. C., Mulvihill, J. J., Thorgeirsson, S. S., Minna, J. D.: Individual differences in cancer susceptility. Ann. Int. Med. 92:809–825 (1980)

Hasford, J., Selbmann, H.-K.: Effektivität von Mißbildungsregistern. Deutsches Ärzteblatt 80:26–32 (1983)

Hay, S.: Sex differences in the incidence of certain congenital malformations. Teratology 4:277–286 (1971)

Heinonen, D. P., Slone, D., Shapiro, S.: Birth defects and drugs in pregnancy. Littleton 1977.

Heißmeyer, U.: Morphologische Todesursachen untergewichtiger reifer Tot- und Neugeborener. Zbl. allg. Path. 118:30–36 (1976)

Hemminki, K., Mutanen, P., Luoma, K., Saloniemi, I.: Congenital malformations by the parental occupation in Finland. Inl. Arch. of Occ. and Environm. Health 4:93–98 (1980)

Hemminki, K., Sorsa, M., Vaino, H.: Genetics risks caused by occupational chemicals. Use of experimental methods and occupational risk groupt monitoring in the detection of environmental chemicals causing mutations, cancer and malformations. Scand. J. Work Environ Helath 5(4):307–327 (1979)

Henderson, B. E., Benton, B., Jing, J., Yu, M. C., Pike, M. C.: Risk factors for cancer of the testis in young men. Int. J. Cancer 23:598–602 (1979)

Herbst, A. L., Scully, R. E.: Adenocarcinoma of the vagina in adolescence: a report of 7 cases including 6 clear cell carcinomas (so-called mesonephromas). Cancer 25:745–757 (1970)

Herbst, A. L., Ulfelder, H., Poskanzer, D. C.: Adenocarcinoma of the vagina. Association of maternal stilbestrol therapy with tumor appearance in young women. New Engl. J. Med. 284:878–881 (1971)

Hertl, M., Kornhuber, B., Landbeck, G.: Ergebnisse der Pädiatrischen Onkologie. Ferdinand Enke Verlag, Stuttgart (1980)

Herva, R., Rapola, J., Rosti, J., Karlson, H.: Cluster of severe amniotic adhesion malformations in Finland. Lancet 818–819 (1980)

Higurashi, M., Segawa, M., Matsui, J., Ihnuma, K., Nakgome, Y.: Screening for autosomal aberrations. Act. Paediat. Scand. 66:501–504 (1977)

Hinrichsen, G.: Zur Frage der Mißbildungshäufigkeit bei Kindern diabetischer Mütter. Med. Welt 20:834–838 (1971)

Höpker, W.-W.: Informatik in der Pathologie. Boehringer Mannheim 1970

Höpker, W.-W.: Obduktionsgut des Pathologischen Institutes der Universität Heidelberg 1841–1972. Springer-Verlag, Berlin–Heidelberg–New York 1976

Höpker, W.-W.: Das Problem der Diagnose und ihre operationale Darstellung in der Medizin. Springer, Berlin–Heidelberg–New York 1977

Höpker, W.-W.: Placental insuffiency. Histomorphologic diagnosis and classification. In: Current Topics in Pathology. Ed.: E. Grundmann, W. H. Kirsten 66:57–81 (1979)

Hohlbein, R.: Mißbildungsfrequenz in Dresden. Zentr.blatt f. Gyn. 719–731 (1959)

Hohlweg-Majert, P., Kauert, S.: Die Frühgeburt nach der Entbindung. Morbidität und Mortalität. Z. Geburtshilfe u. Perinatol. 179:267–277 (1976)

Holmberg, P. C.: Central-nervous system defects in children born to mothers exposed to organic solvents during pregnancy. Lancet, 177–179 (1979)

Holmberg, P. C., Hernberg, S.: Congenital defects and occupational factors. A comparison of different methodological approaches. Scand. Journal of Work and Envir. Health 5:328–332 (1979)

Holmes, G. E., Holmes, F. F.: Pregnancy outcome of patients treated for Hodgkin's disease. Cancer *41*:1317–1322 (1978)

Hook, E. B., Marden, P. M., Reiss, N. P., Smith, D. W.: Some aspects of the epidemiology of human minor birth defects and morphological variants in a completely ascertained newborn postulation (Madison study). Teratology *13*:47–55 (1976)

Hübner, K.: Verhandlungen der Deutschen Gesellschaft für Pathologie. 66. Tagung: Göttingen 1.–5. 6. 1982. Gustav-Fischer-Verlag, Stuttgart–New York (1982)

Imaizumi, Y.: Statistical analysis on anencephaly, spina bifida and congenital hydrocephaly in Japan. Jap. J. Human Genet. *19*:115–135 (1974)

Infante, P. F., Wagoner, J. K., Waxweiler, R. J.: Carcinogenic, mutagenic and teratogenic risk associated with vinyl chloride. Mut. Res. *41*:131–142 (1976)

Jaiyesimi, F., Antia, A. U.: Extracardiac defects in children with congenital heart disease. Brit. Heart J. *42*:475–479 (1979)

Janerich, D. T.: Supportive hormone therapy and birth defects. Teratology *20*:483–486 (1979)

Janerich, D. T., Glebatis, D., Flink, E., Hoff, M. B.: Case-control studies on the effect of sex steroids on women and their offspring. Journal of Chronical Diseases *32*:83–88 (1979)

Janz, D.: Haben Antiepileptika eine teratogene Wirkung? Dtsch. Med. Wschr. *103*:485 (1978)

Janz, D.: Epilepsie und Mißbildungen. Dt. Med. Wochenschrift *104*:1064 (1979)

Jennings, M. T., Bird, Th. D.: Genetic influences in the epilepsies. Am. J. Dis. Childhood *135*:450–457 (1981)

Jensh, R. P.: Sampling unit in statistical analysis of teratological studies. Teratology *12*:91 (1976)

Jervell, J., Bjerkedal, T., Moe, N.: Outcome of pregnancies in diabetic mothers in Norway 1967–1976. Diabetologia *18*:131–134 (1980)

Jesdinsky, H. J.: Einige χ^2-Tests zur Hypothesenprüfung von Kontingenztafeln. Meth. Int. Med. *7*:187–200 (1968)

Jimenez, F. A.: The first autopsy in the new world. Bull. N. Y. Acad. Med. *54*:618–619 (1978)

Johnsen, B.: The causes of perinatal death. Acta path. et microbiol. scand. *72*:31–42 (1968)

Johnston, M. C., Pratt, R. M.: A developmental approach to teratology. In: Teratology. Ed.: C. L. Berry u. D. E. Poswillo. Springer: Berlin–Heidelberg–New York, S. 2–16 (1975)

Juchau, M. R., Bond, J. A., Benditt, E. P.: Aryl 4-monooxygenase and cytochrome P-450 in the aorta: possible role in atherosclerosis. Proc. Nat. Acad. Sci. USA *73*:3723–3725 (1976)

Keding, G.: Totgeburten im Land Hamburg. Münch. Med. Wschr. *114*:245–251 (1972)

Keibel, F., Elze, C.: Normentafel zur Entwicklungsgeschichte des Menschen. Gustav Fischer, Jena 1908

Kelemen, G. M. D.: Aural participation in congenital malformations of the organism. Acta Otolaryngol. *321*:1–35 (1974)

Kelly, S., Hook, E. B., Janerich, D. T., Porter, I. H.: Birth defects. Risks and consequences. Academic Press Inc. New York–San Francisco–London (1976)

Kelsey, F. O.: The importance of epidemiology in identifying drugs which may cause malformations — with particular references to drugs containing sex hormones. Act. Morph. Acad. Sci. Hung. *28*:189–195 (1980)

Kelso, G. F., Gallen, W. J., Friedberg, D. Z.: Demography of critical congenital heart disease. Am. Heart Journal *86*:6–12 (1973)

Kerl, H.: Zur Häufigkeit und Korrelation kongenitaler Angiokardiopathien. Z. f. Kreislaufforschg. *58*:546–556 (1969)

Kinch, R. A. H.: Diethylstilbestrol: risks of malignant disease and congenital malformations. CMA Journal *120*:1483–1484 (1979)

King, Ch. R., Magenis, E.: Fetal wastage and chromosome anomalies in oftspring of parents with Turner syndrome. Lancet 928 (1977)

King, L. S., Meehan, M. C.: A history of autopsy. Am. J. Pathol. *73*:514–544 (1974)

Klemetti, A.: Definition of congenitial malformations and detection of associations with maternal factors. Early Human Development *1–2*:177–123 (1977)

Klemetti, A.: Congenital defects in a cohort followed for seven years. Acta Paed. Scand. *67*:601–605 (1978)

Klinger, H. P., Glasser, M., Klava, H. W.: Contraceptives and the conceptus. Obstet. Gynecol. *48*:40–48 (1976)

Kloos, K., Vogel, M.: Pathologie der Perinatalperiode. Grundlage, Methodik und erste Ergebnisse, einer Kyematopathologie. G. Thieme, Stuttgart (1974)

Knörr, K.: Der heutige Stand der Mißbildungsforschung. Dtsch. Med. Wschr. *86*:1975–1979 (1961)

Koch, G.: Ursache menschlicher Mißbildungen. Ärztl. Fortbildung *18*:321–331 (1970)

Kolah, P. J., Master, P. A., SangHvi, L. D.: Congenital malformations and perinatal mortality in Bombay. Am. J. Ostet. Gynecol *97*:400–406 (1967)

Kolata, G. B.: Genes and cancer: the story of Wilms tumor. Science 207:970–971 (1980a)

Kolata, G. B.: Testing for cancer risk. Science 207:967–969 (1980b)

Koller, S.: Risikofaktoren der Schwangerschaft. Auswertung von 7870 Schwangerschaften der prospektiven Untersuchungsreihe „Schwangerschaftsverlauf und Kindesentwicklung" der Deutschen Forschungsgemeinschaft. Springer: Berlin–Heidelberg–New York (1983)

Korporal, J., Zink, A.: Epidemiologie der Säuglingssterblichkeit. Georg Thieme-Verlag, Stuttgart (1978)

Krone, H. A.: Klinische Untersuchungen zur Ätiologie menschlicher Mißbildungen. Dt. Med. Wochenschr. *58*:567–675 (1963)

Kühnelt, M. J., Rotter-Pool, P.: Die Mißbildungen an der Universitäts-Frauenklinik Berlin im Spiegel der Embryopathologie. Zentr.blatt f. Gyn. *23*:983–900 (1955)

Kullander, S., Källen, B., Sandahl, B.: Exposure to drugs and other possibly harmful factors during the first trimester of pregnancy. Comparison of two prospective studies performed in Sweden 10 year: apart. Acta Obst. Gyn. Scand. *55*:395–405 (1976)

Lampert, F.: Krebs im Kindesalter. Urban und Schwarzenberg, München–Wien–Baltimore, 5. Auflage 1980

Langmann, J.: Medizinische Embryologie. G. Thieme-Verlag, Stuttgart, 6. Auflage 1980

Laursen, H. B.: Congenital heart disease in Down's syndrome. Brit. H. J. *38*:32–38 (1976)

Laursen, H. B.: Some epidemiological aspects of congenital heart disease in Denmark. Act. Paediatr. Scand. *69*:619–624 (1980)

Leck, J.: Backwards and forwards in second of teratogens. Early Human Development *2/3*:203–205 (1978)

Leetz, I., Mahnke, P. F., Reich, J.: Zur Bedeutung multipler Todesursachen bei Säuglings-Spätsterbefällen. Dtsch. Gesundheitswesen *27*:961–966 (1972)

Legerlotz, C., Menkhaus, G.: Vergleich klinischer und patho-anatomischer diagnosen bei perinatal verstorbenen Kindern. Z. Geburtshilfe Perinatol. *171*:70–81 (1969)

Leiber, B., Olbrich, G.: Die klinischen Syndrome (2 Bände). Urban und Schwarzenberg, München–Wien–Baltimore (1981)

Lenz, W.: Kindliche Mißbildungen nach Medikament-Einnahme während der Gravidität? Dtsch. Med. Wschr. *86*:2555–2556 (1961)

Lenz, W.: Häufigkeit der Chromosomenanomalien. Dtsch. Med. Wschr. *95*:2205 (1970)

Lenz, W.: Forms and causes of human malformations. Act. Morph. Acad. Sci. Hung. *28*:99–104 (1980)

Leon, de F.: Siamesische Zwillinge mit differenten Herzmißbildungen. Virch. Arch. A Path. Anat. *362*:51–57 (1974)

Lewis, E. B.: Possible genetic consequences of irradiation of tumors in childhood. Radiology *114*:147–153 (1975)

Leyhausen, M.: Fehlermöglichkeiten bei Ermittlung kindlicher Mißbildungen. Zentralblatt f. Gyn. *84*:775–777 (1963)

Löser, H., Majewski, F., Apitz, J., Bierich, J. R.: Kardiovaskuläre Fehlbildungen bei embryofetalem Alkohol-Syndrom. Klin. Pädat. *188*:233–240 (1976)

Lorber, J.: Severly malformed children. Brit. Med. J. *3*:46 (1973)

Low, J. A., Boston, R. W., Crussi, F. G.: Classification of perinatal mortality. C.M.A. Journal *105*:1044–1051 (1971)

Lubarsch, O.: Über den primären Krebs des Ileum nebst Bemerkungen über das gleichzeitige Vorkommen von Krebs und Tuberkulose. Virch. Arch. path. Anat. *111*:280–317 (1888)

Lüchtrath, H.: Studie über die Säuglingssterblichkeit. Schriftenreihe Rheinland-Pfalz Ministerium für Soziales, Gesundheit und Umwelt (Hgb.) 1980

Lynch, H. T.: Skin, heredity and cancer. Cancer *24*:277–288 (1969)

Lynch, H. T.: Cancer genetics. Charles C. Thomas Publisher Springfield-Illinois/USA 1976

Lynch, H. T., Lynch, P. M.: Genetic and cancer in children. Pediatric Annals *7*:414–430 (1978)

Machin, G. A.: A perinatal mortality survey in southeast London, 1970–1973: the pathological findings in 726 necropsies. J. Clin. Path. *28*:428–434 (1978)

Mälzer, G., Emmrich, P.: Statistik der perinatalen Mortalität der Städtischen Frauenklinik Leipzig. Zentralblatt Gynäkol. *91*:918–927 (1969)

Mahajan, C. M., Bauerjee, C. K., Bidwai, P. S., Datta, B. N.: Congenital cardiac malformations in children — an autopsy study. Ind. Pediatrics *13*:759–762 (1977)

Majumdar, G. R., Phatak, A. T., Shah, S. H.: A study of stillbirths. Ind. Pediatrics *7*:24–29 (1970)

Malins, J. M.: Congenital malformations and fetal mortality. J. Royal Society Med. *71*:205–207 (1978)

Manzke, H., Falck, H. R.: Die Mißbildungen am Geburtengut der Universitäts-Frauenklinik Kiel in den Jahren 1918–1961. Geburtshilfe und Frauenheilkunde *23*:1088–1098 (1963)

Mastroiacovo, P., Calabro, A.: Amniotic-adhesion malformations in Italy. Lancet S. 801 (1980)

Mau, G., Netter, P.: Die Auswirkungen des väterlichen Zigarettenkonsums auf die perinatale Sterblichkeit und die Mißbildungshäufigkeit. Dtsch. Med. Wschr. *99*:1113–1118 (1974)

McGill, Ch. W., Polk, H. C., Canty, G.: The clinical basis for a simplified classification of anorectal agenesis. Surgery, Gynecology a. Obstetics *146*:177–181 (1978)

McJewaine, G. M., Howart, R. C., Dunn, F., McNaughton, M. C.: the Scottish perinatal mortality survey. Brit. Med. J. *2*:1103–1106 (1979)

McKenna, H.: Congenital renal tract malformations. Med. J. Aust. *1*:519–520 (1976)

Meggyessy, V., Méhes, G.: Screening der Neugeborenen auf angeborene Mißbildungen und genetische Aberrationen. Kinderärztl. Praxis *45*:117–121 (1977)

Meirik, O., Källen, B., Gauffin, U., Ericson, A.: Major malformation in infants born to women who worked in laboratories during pregnance. Lancet *2*:91 (1979)

Mészáros, M., Nagy, A., Czeizel, A.: Incidence of congenital heart disease in Hungary. Hum. Hered. *25*:513–519 (1975)

Mikéniene, R.: Epidemiologie der angeborenen M8ßbildungen bei den Neugeborenen in der Stadt Vilnius. Anat. Anz. *140*:423–430 (1976)

Milkovich, L., Berg, van den B. J.: An evaluation of the teratogenicity of certain antinauseant drugs. Am. J. Obstet. Gynecol. *125*:244–248 (1976)

Miller, D. G.: On the nature of susceptibility to cancer. Cancer *46*:1307–1318 (1980)

Miller, R. W.: Childhood cancer and congenital defects. A study of U.S. death certificates during the period 1960–1966. Pediat. Res. *3*:389–397 (1969)

Miller, R. W.: Relationship between teratogens and carcinogens. J. Natl. Cancer Inst. *58*:471–474 (1977)

Mills, J., Bishun, N., Williams, D., Raven, R. W.: Chromosomes and oral contraceptives: aberrations in relation to neoplasia. Clin. Oncology *1*:141–147 (1975)

Milutinovic, J., Fialkow, P. J., Rudd, Th. G., Agodoa, L. Y., Phillips, L. A., Bryant, J. I.: Liver cysts in patients with autosomal dominant polycystic kidney disease. Am. J. Med. *68*:741–744 (1980)

Mittmann, O.: Rückschlüsse von Seltionskollektiven. Virch. Arch. Path. Anat. *337*:579–583 (1964)

Molz, G.: Der Wandel der Kindersterblichkeit in den vergangenen 100 Jahren. Helvetica Paediatrica Acta *25*:1–12 (1970)

Molz, G.: Fehlbildungen bei reduzierter und bei vollständiger Zahl der Nabelarterien. Schweiz. med. Wschr. *101*:824–827 (1971)

Monteleone Neto, R., Castilla, E. E., Paz, J. E.: Hypostadias: An epidemiological study in Latin America. Am. J. Med. Genet. *10*:5–19 (1981)

Moore, G. W., Hutchins, G. M.: Symbolic logic analysis of congenital heart disease. Path. Res. Pract. *171*:59–85 (1981)

Moore, K. L.: Embryologie. Lehrbuch und Atlas der Entwicklungsgeschichte des Menschen. F. K. Schattauer-Verlag, Stuttgart–New York 1980

Morton, N. E., Chin, Sik Chung: Genetic epidemiology. Academic Press, New York–San Francisco–London (1978)

Müntefering, H., Kaiser, G.: Die Mißbildungen im Obduktionsgut des Pathologischen Institutes Düsseldorf in den Jahren 1929–1939 und 1952–1965. Ergebnisse d. Pathol. *50*:62–103 (1968)

Mulvihill, J. J., Miller, R. W., Fraumeni, J. F.: Genetics of human cancer. Raven Press, New York (1977)

Munan, L., Kelly, A., Côté, R.: Do the right children have necropsies? Arch. Dis. Childhood *50*:620–625 (1975)

Myers, N. A.: Oesophageal atresia and/or tracheo-oesophageal fistula ... A study of mortality. Proc. Paediatr. Surgery *13*:141–165 (1979)

Nachtsheim, H.: Zusammenspiel und Gegenspiel von genen und exogenen Faktoren bei der Entstehung angeborener Anomalien. Dt. Med. Wochenschr. *86*:330–335 (1961)

Naderi, S.: Congenital abnormalities in newborns of consanguinous and non-consanguinous parents. Obstet a Gynecol. *53*:195–199 (1979)

Naeye, R. C.: Relationship of cigarette smoking to congenital anomalies and perinatal death. A prospective study. Am. J. of Pathol. *90*:289–293 (1978)

Naeye, R.: Causes of fetal and neonatal mortality by race in a selected US-population. Am. J. Public. Health *69*:857–861 (1979)

Nelson, C. J., Holson, J. F., Green, H. J., Gaylor, D. W.: Retrospective study of the relationship between agricultural use of 2,4,5-T and cleft palate occurrence in Arkansas. Teratology *19*:327–383 (1979)

Nie, N. H., Hull, C. H., Jenkins, J. G., Steinbrenner, K., Bent, D. H.: SPSS. Statistik-Programmsystem für die Sozialwissenschaften. Gustav-Fischer-Verlag, Stuttgart–New York (1976)

Nora, A. H., Nora, J. J., Blu, J.: Limb-reduction anomalies in infant born to disulfamin-treated alcoholic mothers. Lancet 664 (1977)

Nordström, S., Beckman, L., Nordenson, I.: Occupational and enviromental risk in and around a smelter in northern Sweden. VI. Congenital malformations. Hereditas *90*:297–302 (1979)

Oakley, G. P.: Birth defect surveillance in the search for and evaluation of possible human teratogens. Journal of Enviromental Path. Toxicology *2*:211–216 (1978)

Oppheim, H.: Über allgemeine und lokalisierte Atonie an der Muskulatur (Myatonie) im frühen Kindesalter. Mschr. Psychiatr. *8*:232–233 (1900)

O'Rahilly, R.: Development stages in human embryos. Carnegie Institution of Washington, Washington D.C. 1973.

Osathanondh, R., Driscoll, S. G., Naftolin, F.: Discordant severe cranial defects in monozygous twins. Am. J. Obstet. Gynecol. *122*:301–305 (1975)

Ouelett, E. M., Rosett, H. L., Rosman, N. P., Wuner, L.: Adverse effects on offspring of maternal alcohol abuse during pregnancy. New Engl. J. Med. *297*:528–530 (1977)

Paneth, N., Lansky, M., Hiatt, I. M., Hegyi, Th.: Congenital malformation clusters in eastern United States. Lancet 808–809 (1980)

Pape, H. D., Schettler, D.: Untersuchungen von Todesursachen nach Lippen-Gaumenspalten-Operationen. Dtsch. Zahnärztl. Z. *24*:272–279 (1969)

Pauli, R. M., Hall, J. G.: Warfarin embryopathy. Lancet 144 (1979)

Penchaszadeh, B. V.: Frequency and characteristics of birth defects admissions to a pediatric hospital in Venezuela. Am. J. Med. Genetics *3*:359–369 (1979)

Peter, P., Strohmeyer, G.: Genetisch bedingte gastroenterologische Erkrankungen. Internist *17*:160–168 – (1976)

Pettersson, F., Smedby, B., Lindmark, G.: Outcome of twin birth. Review of 1 636 children born in twin birth. Acta Paediatr. Scand. *65*:473–479 (1976)

Pflanz, M.: Allgemeine Epidemiologie. G. Thieme-Verlag, Stuttgart (1973)

Pliess, G.: Pränatale Schäden. Ergebn. inn. Med. Kinderhlk. *17*:264–384 (1963)

Potter, E. L.: Pathogenesis of cystic kidneys. Birth defects *10*:12–15 (1974)

Potter, J. D., McMichael, A. J., Hetzel, B. S.: Iodization and thyroid status in relation to stillbirths and congenital anomalies. Int. of Epidemiology *8*:137–144 (1979)

Rao, S., Engle, M. A., Levin, A. R.: Silent anomalies of the urinary tract and congenital heart disease. Chest *67*:685–691 (1975)

Rapin, J., Ruben, R. J.: Patterns of anomalies in children with malformed ears. Laryngoscope *86*:1469–1502 (1977)

Ravenholdt, R. T., Levinski, M. J., Nellist, D. J., Takenaga, M.: Effects of smoking on reproduction. Am. J. Obstet. Gynecol. *96*:267–281 (1966)

Reich, E. W., Wallace, S., Ben-Yishay, M., Schlesinger, S., Marks, J., Bloom, A.: Genetic disease in a pediatric hospital. Am. J. Hum. Genetc. *26*:71A (1974)

Rett, A.: Symposion über angeborene Mißbildungen. Wiener med. Wschr. *117*:367–371 (1967)

Richards, I. D.: Fetal and infant mortality associated with congenital malformations. Brit. J. Prev. Soc. Med. *27*:85–90 (1973)

Roberts, C. J., Powell, R. G.: Interrelation of the common congenital malformations. Some aetiological implications. Lancet 848–850 (1975)

Roberts, D. F., Chavez, J., Court, S. D. M.: The genetic component in child mortality. Arch. Dis. Childhood *45*:33–38 (1970)

Robrecht, D., Günther, R., Deichsel, W., Steiner, H., Hillemanns, H. G.: Geburt und Wochenbett, kindliches und mütterliches Risiko nach Cerclage. Geburtshilfe u. Frauenhlk. *39*:747–755 (1979)

Ross, G. T.: Congenital anomalies among children born of mothers receiving chemotherapy for gestational trophoblastic neoplasmas. Cancer *37*:1043–1047 (1976)

Rothmann, K. J., Louik, J.: Orale Kontrazeption und Geburtsdefekte. New. Engl. J. Med. *299*:522–524 (1978)

Rudder, de S.: Zur Frage der Zunahme schwerer Mißbildungen. Dtsch. med. Wschr. *84*:1809 (1959)

Rüdiger, H. W.: Genetisch bedingte Risikofaktoren für maligne Tumoren beim Menschen. Dtsch. med. Wschr. *103*:77–84 (1978)

Rumeau-Rouquette, C., Goujard, J., Huel, G.: Possible teratogenic effect of phenothiazines in human beings. Teratology *15*:57–64 (1977)

Rumler, W.: Über die Untersuchung der Epidemiologie menschlicher Fehlbildungen. Med. Klinik *60*:1019–1028 (1965)

Sandahl, B.: Seasonal incidence of some congenital malformations in the central nervous system in Sweden, 1965–1972. Acta Paediatr. Scand. *66*:65–72 (1977)

Sandahl, B.: Seasonal incidence of cleft lips and cleft palates in Sweden 1965–1974. Scand. J. Plast. Reconstr. Surg. *11*:39–43 (1977)

Saxena, H. M. K., Chandra, M., Bhargava, S. K., Ghosh, S.: Congenital malformations in perinatal deaths — an autopsy study. Indian Ped. *14*:625–627 (1978)

Schade, H.: Nimmt die Zahl der erblich Behinderten zu? Deutsche Med. Wschr. *103*:1631–1634 (1978)

Schaefer, H., Blohmke, M.: Sozialmedizin. Thieme-Verlag, Stuttgart (1972)

Schafer, A. I.: Teratogenic effects of antileukemic chemotherapy. Arch. Int. Med. *141*:514–515 (1981)

Schaller, A.: Epidemiologie angeborener Fehlbildungen. Med. Klin. *72*:909–917 (1977)

Schejbal, V., Oellig, W. P.: Zerebrale Angiomblutungen als plötzliche Todesursache im Kindesalter. Klin. Pädiat. *191*:498–500 (1980)

Schimke, R. N.: Genetics and cancer in man. Churchil Livingstone; Edingburgh, London, and New York (1978)

Schreiber, D., Jänisch, W., Petermann, A.: Zur Syntropie von Hirnbasisaneurysmen und Zystennieren. Z. Gesamte Innere Med. *22*:247–250 (1967)

Schreiber, D., Jänisch, W., Peschel, R.: Rupturierte Hirnbasisaneurysmen. Eine Analyse des Obduktionsgutes aus zwei Pathologischen Instituten. Zentralbl. Allg. Pathol. *121*:11–21 (1977)

Schubert, A.: Zur Bewegung der Mißbildungshäufigkeit Totgeborener und verstorbener Säuglinge im Bezirk Neubrandenburg während des Zeitraumes von 1962–1974. Pädiatrie u. Grenzgebiete *16*:209–213 (1977)

Schubert, E. V.: Über die Mängel der Mißbildungsstatistiken aus geburtshilflichen Anstalten. Geb.hilfe u. Frauenheilkunde *19*:475–490 (1959)

Schultrich, S.: Die angeborenen Herzfehler im Sektionsgut des Pathologischen Institutes Leipzig. Zentralblatt Allg. Pathol. *121*:429–439 (1977)

Schwalbe, E.: Mißbildungen. In: Pathologische Anatomie. Hgb.: L. Aschoff. Gustav Fischer, Jena 1909, 2. Auflage

Schwarz, E., Schieche, M.: Kongenitale Herzmißbildungen und Säuglingssterblichkeit im Stadt- und Landkreis Eisenhüttenstadt. Zbl. Allg. Path. *116*:98–102 (1972)

Scrimgeour, J. B.: Towards the prevention of fetal malformation. Edinburgh University Press, Edinburgh 1978

Scriver, C. R., Neal, J. L., Saginur, R., Clow, A.: The frequency of genetic disease and congenital malformation among patients in a pediatric hospital. Canadian Med. Assoc. J. *108*:1111–1115 (1973)

Seagram, C. G. F., Louch, R. E., Stephens, C. A., Wentworth, P.: Meckel's Diverticulum: a 10-year review of 218 cases. Can. J. Surgery *11*:369–373 (1968)

Selbmann, H. K.: Münchner Perinatal-Studie 1975–1977. Daten, Ergebnisse, Perspektiven. Deutscher Ärzte-Verlag GmbH 1980

Shafic El, M., Klippel, Ch. H.: Associated congenital anomalies. Williams & Wilkins Baltimore/London (1981)

Shapiro, S., Slone, D.: The effects of exogenons female hormones on the fetus. Epidemiological Reviews *1*:110–123 (1979)

Sherman, S., Hall, B. D.: Warfarin and fetal abnormality. Lancet 692 (1976)

Shepard, Th. H.: Catalog of teratogenetic agents. The Johns Hopkins University Press, Baltimore and London 1973

Simms, M. H., Corkery, J. J.: Meckel's diverticulum: its association with congenital malformation and the significance a atypical morphology. Br. J. Surg. *67*:216–219 (1980)

Slone, D., Siskind, V., Heinonen, O. P., Monson, R. R., Kaufman, D. W., Shapiro, S.: Aspirin and congenital malformation. Lancet I:1373–1375 (1976)

Smith, D. W.: Recognizable patterns of human malformations. W. B. Saunders Company Philadelphia–London–Toronto II. Ed. 1979

Smith, D. W., Bostian, K. E.: Congenital anomalies associated with idiopathic mental retardation. J. Pediatrics *65*:189–196 (1964)

Smithells, R. W.: Enviromental teratogens of man. Brit. Med. Bulletin *32*:27–33 (1976)

Sogge, M. R., McDonald, St. D., Cofold, P. B.: The malignant potential of the dysgenetic germ cell in Klinefelter's syndrome. Am. J. Med. *56*:515–518 (1979)

Sotelo-Avila, C., Shanklin, D. R.: Congenital malformations in an autopsy population. Arch. Path. *84*:272–279 (1967)

Spranger, J., Tolksdorf, M. (Hgb.): Klinische Genetik in der Pädiatrie. Georg Thieme-Verlag, Stuttgart–New York 1980

Starck, D.: Embryologie. G. Thieme-Verlag, Stuttgart 1975

Statistisches Bundesamt (Hgb.): Statistisches Jahrbudh 1962–1983 (jährlich). W. Kohlhammer-Verlag, Stuttgart und Mainz.

Steen, J. S., Stainton-Ellis, D. M.: Rifampicin in pregnancy. Lancet 604–605 (1977)

Stein, Z., Susser, M., Warburton, D., Wittes, J., Kline, J.: Spontaneous abortion as a screening device. The effect of fetal survival on the incidence of birth defects. Am. J. Epidemiol. *102*:275–290 (1975)

Stenvenson, A. C., Johnston, H. A., Stewart, M. I. P., Golding, D. R.: Congenital malformations. World Health Org. Suppl. 34 (1966)

Stephens, J. D., Golbus, M. S., Miller, Th. R., Wilber, R. R., Epstein, Ch. J.: Multiple congenital anomalies in a fetus expored to 5-fluouracil during the first trimester. Am. J. Obstet. Gynecol. *137*:747–749 (1980)

Stewart, D. R., Colodny, A. L., Daggett, W. C.: Malrotation of the bowel in infants and children: a 15 year review. Surgery *79*:76–720 (1976)

Stieve, F.-E.: Gefährlichkeit von Röntgenuntersuchungen. Münch. Med. Wschr. *122*:123–124 (1980)

Stocks, P.: Incidence of congenital malformations in the regions of England and Wales. Brit. J. prev. Soc. Med. *24*:67–77 (1970)

Thalhammer, O.: „Mißbildung": Vorschlag zu einer neuen Nomenklatur angeborener Störungen. Arch. Kinderheilkunde *145*:100–115 (1952)

Thalhammer, O.: Embryopathien. Handbuch der Kinderheilkunde *I/1*:730–767 (1971)

Tibrewala, N. S., Bhat, S., Soneji, J. S.: Autopsies in newborns: a study of 356 cases. Ind. Pediatr. *12*:233–237 (1975)

Tscherne, G., Zierler, H.: Mißbildungsrisiko bei Kindern älterer Schwangerer. Wiener Med. Woch.schr. *127*(6):201–203 (1977)

Ulfelder, H.: The stilbestrol disorders in historical perspektive. Cancer *45*:3008–3011 (1980)

Ungvary, G.: Studies on the teratogenecity of PVC. Act. Morph. Acad. Sc. Hung. *28*:159–164 (1980)

Valdes-Dapena, M. A., Arey, J. B.: The causes of neonatal mortality: an analysis of 501 autopsies on newborn infants. J. Pediatrics *77*:366–375 (1970)

Vogel, F., Krueger, J.: Statistische Beziehungen zwischen den AB0-Blutgruppen und Krankheiten mit Ausnahme der Infektionskrankheiten. Blut *16*:351–376 (1968)

Vogel, F., Motulsky, A. G.: Human genetics. Problems and approaches. Springer-Verlag, Berlin-Heidelberg-New York (1979)

Wagner, V. M., Hill, J. S., Weaver, D.: Congenital abnormalities in baby born to cytarabine treated mother. Lancet *2*:98–99 (1980)

Waldron, J., Johnston, S.: Why do women live longer than men? J. Human Stress *2*:19–30 (1977)

Warkany, J.: Tearathanasia. Teratology *17*:187–192 (1978)

Warkany, J.: Antituberculous drugs. Teratology *20*:133–138 (1979)

Warkany, J.: The medical profession and congenital malformations. Teratology *20*:201–204 (1979)

Weatherall, J. A. C.: Introduction to symposium on epidemiology in teratology. Act. Morph. Acad. Sci. Hung. *28*:165–166 (1980)

Weatherall, J. A. C., Haskey, J. C.: Surveillance of malformations. Brit. Med. Bull. *32*:39–49 (1976)

Weatherall, J. A. C., Vlietinck, R. F., Berghe, van den H.: EEC concerted action project — European Congenital Anomalies and Twins (EURAT). Acta Genet. Med. Gemellol. *28*:377–379 (1979)

Wertelecki, W., Purvis-Smith, S. G.: Congenital abnormalities: „Is it wise to have anotther child?". Australian Fam. Phys. *8*:958–969 (1979)

Witschi, E.: Teratogenetic effects from overripeness of the egg. In: Fraser, F. C., McKusick, A. (Ed.) Congenital Malformations Proceed. of the 3rd Internat. Conf. Excerpta Medica; Amsterdam-New York 1969

Wolf, B.: Mißbildungen im Obduktionsgut des Pathologischen Institutes Heidelberg von 1841–1981. Inaugural-Dissertation Heidelberg 1982

Worm, U.: Über die Häufigkeit der Mißbildungen an der Universitäts-Frauenklinik Greifswald von 1930–1950. Geburtshilfe und Frauenheilkunde *12*:443–447 (1952)

Zankl, H., Zang, K. D.: Chromosomenanomalien und Tumorentstehung. Klin. Wschr. *56*:7–16 (1978)

Zeicker, H., Felex, R., Thelen, M.: Die radiogene Embryopathie. Strahlentherapie *142*:37–43 (1971)

Zschoch, H., Fritzsche, F.: Kritische Bemerkungen zur Frage der Mißbildungszunahme. Münch. med. Wschr. *102*:1956–1959 (1960)

IX. Sachverzeichnis

Veröffentlichungen
aus der Forschungs-
stelle für Theoretische
Pathologie der Heidel-
berger Akademie
der Wissenschaften

W. Doerr, H. Schipperges

Was ist Theoretische Pathologie?

1979. 3 Schemata. V, 74 Seiten
Gebunden DM 36,80
ISBN 3-540-09679-5

Die Theoretische Pathologie ist ein Zweig der Krank-
heitsforschung, der sich von der konventionellen durch
zwei Besonderheiten unterscheidet: Sie steht primär
nicht im Dienst einer diagnostischen Aufgabe, sie hat
daher auch ganz und gar nicht mit den materiellen
Aspekten der pathologischen Anatomie, der pathologischen Histologie und Zytologie zu tun. Sie bedient
sich anderer Erkenntnismöglichkeiten. Ihr Instrumen-
tarium stammt aus Geschichte, Philosophie, mathema-
tischer Logik und Theoretischer Biologie. Die Theoretische Pathologie ist für Fragen der Anthropologie ge-
öffnet, sie arbeitet am Problem der Pathomorphose
und bemüht sich um eine saubere Begriffsbildung.
Dabei hebt sie ab auf die Ideenlehre des Plato, die
Typologie Goethes, auf die hermeneutische Logik und
die Verbindlichkeit der Sprache.

T. Henkelmann

Zur Geschichte des pathophysiologischen Denkens

John Brown (1735–1788) und sein System der Medizin
1981. 6 Abbildungen, 1 Tabelle. X, 104 Seiten
Gebunden DM 54,–
ISBN 3-540-10671-5

Im vorliegenden Buch wird erstmals die Geschichte der
Pathophysiologie, die bisher nicht vorlag, ihr histo-
rischer Ursprung und Etablierung abgehandelt. Grundlegend für die Theorie und Praxis der Medizin in der
Gegenwart ist und bleibt die pathophysiologische
Denkweise. Die Entstehung pathophysiologischen
Denkens beginnt im ausgehenden 18. Jahrhundert mit
dem Beginn moderner naturwissenschaftlicher Medizin überhaupt. Das Buch zeigt an der Rezeptionsge-
schichte des Brownschen Systems die diesem Denken
für Theorie und Praxis der Medizin erwachsenden Probleme und Konsequenzen. Neben dem Medizinhisto-
riker richtet sich das Buch besonders an den Kliniker
und an historisch interessierte Allgemeinmediziner.

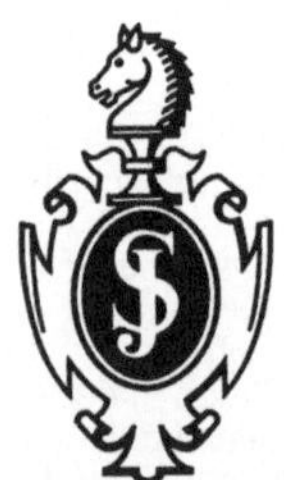

Springer-Verlag
Berlin
Heidelberg
New York